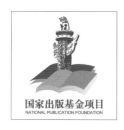 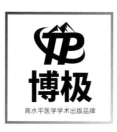

"十四五"国家重点出版物出版规划项目

COMPLEX DISEASES OF URINARY SYSTEM

泌尿系统复杂病

主 审 陈香美

主 编 倪兆慧 薛 蔚

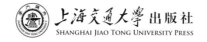

上海交通大学出版社
SHANGHAI JIAO TONG UNIVERSITY PRESS

内容提要

本书对泌尿系统临床诊治过程中诊断复杂或治疗复杂的疾病进行了分类。在此基础上,在全国范围内的一流医院中选取了对应的典型病例,并根据病例资料,通过病理学特点及诊治过程的讨论,以及专家的述评,从整合医学的角度,集中呈现了泌尿系统复杂病的临床科研成果及临床思维的形成过程,可供高年资住院医师和主治医师参考。

图书在版编目(CIP)数据

泌尿系统复杂病/倪兆慧,薛蔚主编. —上海:
上海交通大学出版社,2023.1
整合医学出版工程. 复杂病系列
ISBN 978 - 7 - 313 - 27890 - 6

Ⅰ.①泌… Ⅱ.①倪… ②薛… Ⅲ.①泌尿系统疾病
-诊疗 Ⅳ.①R69

中国国家版本馆 CIP 数据核字(2023)第 037634 号

泌尿系统复杂病
MINIAO XITONG FUZABING

主　编:倪兆慧 薛　蔚
出版发行:上海交通大学出版社　　　　　　　　地　　址:上海市番禺路 951 号
邮政编码:200030　　　　　　　　　　　　　　电　　话:021 - 64071208
印　制:上海万卷印刷股份有限公司　　　　　　经　　销:全国新华书店
开　本:787mm×1092mm　1/16　　　　　　印　　张:12
字　数:283 千字
版　次:2023 年 1 月第 1 版　　　　　　　　　印　　次:2023 年 1 月第 1 次印刷
书　号:ISBN 978 - 7 - 313 - 27890 - 6
定　价:68.00 元

《整合医学出版工程·复杂病系列》丛书编委会

本书编委会

主　审　陈香美

主　编　倪兆慧　薛　蔚

副 主 编　郭志勇　牟　姗　徐　涛　王坤杰

编　　委（按姓氏笔画排序）

丁　峰（上海交通大学医学院附属第九人民医院）

丁小强（复旦大学附属中山医院）

王　忠（上海交通大学医学院附属第九人民医院）

王　玲（上海交通大学医学院附属仁济医院）

王　敏（上海交通大学医学院）

王　琴（上海交通大学医学院附属仁济医院）

王少刚（华中科技大学同济医学院附属同济医院）

王坤杰（四川大学华西医院）

车霞静（上海交通大学医学院附属仁济医院）

方　炜（上海交通大学医学院附属仁济医院）

戎伟芳（上海交通大学医学院）

毕建斌（中国医科大学附属第一医院）

吕向国（上海交通大学医学院附属仁济医院）

任　红（上海交通大学医学院附属瑞金医院）

刘　玮（上海交通大学医学院附属第一人民医院）

齐　隽（上海交通大学医学院附属新华医院）

牟　姗（上海交通大学医学院附属仁济医院）

李　锋（上海交通大学医学院）

李文歌（中日友好医院）

李振元（上海交通大学医学院附属仁济医院）

李雪梅(北京协和医院)

何娅妮[陆军军医大学陆军特色医学中心(大坪医院)]

汪年松(上海交通大学医学院附属第六人民医院)

张伟明(上海交通大学医学院附属仁济医院)

张国花(上海交通大学医学院)

张敏芳(上海交通大学医学院附属仁济医院)

陆任华(上海交通大学医学院附属仁济医院)

陈晓农(上海交通大学医学院附属瑞金医院)

林天歆(中山大学孙逸仙纪念医院)

林厚文(上海交通大学医学院附属仁济医院)

金海姣(上海交通大学医学院附属仁济医院)

姚　丽(中国医科大学附属第一医院)

顾乐怡(上海交通大学医学院附属仁济医院)

倪兆慧(上海交通大学医学院附属仁济医院)

徐　虹(复旦大学附属儿科医院)

徐　涛(北京大学人民医院)

徐丹枫(上海交通大学医学院附属瑞金医院)

郭志勇(海军军医大学附属长海医院)

蒋更如(上海交通大学医学院附属新华医院)

傅　强(上海交通大学医学院附属第六人民医院)

潘家骅(上海交通大学医学院附属仁济医院)

薛　蔚(上海交通大学医学院附属仁济医院)

学术秘书　金海姣　李振元　吕向国

病例作者（按姓氏笔画排序）

作者	单位
丁　立	上海交通大学医学院附属仁济医院
丁　峰	上海交通大学医学院附属第九人民医院
丁小强	复旦大学附属中山医院
于路平	北京大学人民医院
王　忠	上海交通大学医学院附属第九人民医院
王　玲	上海交通大学医学院附属仁济医院
王　敏	上海交通大学医学院
王　琴	上海交通大学医学院附属仁济医院
王少刚	华中科技大学同济医学院附属同济医院
王坤杰	四川大学华西医院
王建峰	中国医科大学附属第一医院
车霞静	上海交通大学医学院附属仁济医院
方　炜	上海交通大学医学院附属仁济医院
方伟林	上海交通大学医学院附属仁济医院
戎伟芳	上海交通大学医学院
毕建斌	中国医科大学附属第一医院
吕向国	上海交通大学医学院附属仁济医院
吕诗凡	上海交通大学医学院附属仁济医院
任　红	上海交通大学医学院附属瑞金医院
邬　喻	上海交通大学医学院附属新华医院
刘　上	上海交通大学医学院附属仁济医院
刘　玮	上海交通大学医学院附属第一人民医院
刘　皓	中山大学孙逸仙纪念医院

齐　隽　上海交通大学医学院附属新华医院

牟　姗　上海交通大学医学院附属仁济医院

严　豪　上海交通大学医学院附属仁济医院

李　锋　上海交通大学医学院

李　舒　上海交通大学医学院附属仁济医院

李文歌　中日友好医院

李振元　上海交通大学医学院附属仁济医院

李雪梅　北京协和医院

何娅妮　陆军军医大学陆军特色医学中心(大坪医院)

闵璐琳　上海交通大学医学院附属仁济医院

汪年松　上海交通大学医学院附属第六人民医院

沈剑箫　上海交通大学医学院附属仁济医院

沈海波　上海交通大学医学院附属新华医院

张加桥　华中科技大学同济医学院附属同济医院

张伟明　上海交通大学医学院附属仁济医院

张国花　上海交通大学医学院

张敏芳　上海交通大学医学院附属仁济医院

陆任华　上海交通大学医学院附属仁济医院

陈　芳　上海交通大学医学院附属仁济医院

陈　雅　上海交通大学医学院附属仁济医院

陈晓农　上海交通大学医学院附属瑞金医院

林天歆　中山大学孙逸仙纪念医院

林其圣　上海交通大学医学院附属仁济医院

林厚文　上海交通大学医学院附属仁济医院

林星辉　上海交通大学医学院附属仁济医院

金海姣　上海交通大学医学院附属仁济医院

庞慧华　上海交通大学医学院附属仁济医院

钟　晗　上海交通大学医学院附属仁济医院

俞赞喆　上海交通大学医学院附属仁济医院

逄晓云　上海交通大学医学院附属仁济医院

姜　娜　上海交通大学医学院附属仁济医院

祝旭颖　上海交通大学医学院附属仁济医院

姚　丽　中国医科大学附属第一医院

袁江姿　上海交通大学医学院附属仁济医院

顾乐怡　上海交通大学医学院附属仁济医院

钱苏波　上海交通大学医学院附属新华医院

倪兆慧　上海交通大学医学院附属仁济医院

徐　虹　复旦大学附属儿科医院

徐　涛　北京大学人民医院

徐丹枫　上海交通大学医学院附属瑞金医院

郭　辉　上海交通大学医学院附属第六人民医院

郭志勇　海军军医大学附属长海医院

曹励欧　上海交通大学医学院附属仁济医院

戚超君　上海交通大学医学院附属仁济医院

蒋更如　上海交通大学医学院附属新华医院

傅　强　上海交通大学医学院附属第六人民医院

鲁嘉越　上海交通大学医学院附属仁济医院

谢可炜　上海交通大学医学院附属仁济医院

简钟宇　四川大学华西医院

蔡　宏　上海交通大学医学院附属仁济医院

颜佳毅　上海交通大学医学院附属仁济医院

潘家骅　上海交通大学医学院附属仁济医院

薛　蔚　上海交通大学医学院附属仁济医院

总序

21 世纪以来,现代医学获得了极大的发展。人类从来没有像现在这样长寿,也从来没有像现在这样健康,但医学受到的质疑也从来没有像现在这样激烈,史无前例的发展瓶颈期扑面而来。其中,专业过度细化、专科过度细划和医学知识碎片化是现代医学发展和临床实践遇到的难题之一。要解决问题,需要新的思维方式和先进的科学技术。于是,整合医学便应运而生。

何谓整合医学?它是从人的整体出发,将各医学领域最先进的知识理论和各临床专科最有效的实践经验加以有机整合,并根据生物、心理、社会、环境的现实进行修整与调整,形成的更加符合、更加适合人体健康和疾病诊疗的新的医学体系。整合医学是实现医学模式转变的必由之路,更是全方位、全周期保障人类健康的新思维、新模式和新的医学观,是集认识、方法、发展、创新、融合的系统工程,需要在由院校基础教育、毕业后教育及继续教育构成的进阶式医学教育体系中得以体现和实践。

长期以来,我国的医学教育基本上还是沿袭了 20 世纪的传统模式。在院校教育这一阶段,学生不得不面对不同课程间机械重复、相关内容条块分割、各课程间衔接不紧密的问题。医学生毕业后在临床工作中也形成了惯性思维,在处理临床病例时,往往以孤立、分割的思维诊治,从而出现了"只见树木,不见森林"的现象。因此,构建以器官系统整合为核心的教学体系,体现国内整合医学领域的最新学术成果,无疑可以让医学生和医生从器官系统的角度学习、梳理并掌握人体知识,使基础和临床结合、内外科诊治统一,更好地服务于患者。这是对医学教学的一大创新,也是临床实践的一大创新,既可以从根本上推动我国医学人才的培养和医疗改革工作的开展,又可以促进我国分级诊疗措施的实施和医学临床科研的发展,助力《"健康中国 2030"规划纲要》的实施。

为培养卓越医学创新人才,上海交通大学医学院长期致力于医学教改和医改实践,从 20 世纪 90 年代就开始尝试进行医学整合教育的探索。学校成立了医学院整合课程专家指导委员会,在试点了近 10 年的基础上,在全国率先实现了教学改革的"最后一公里",建立了临床医学专业整合课程体系,在所有医学专业中全面铺开系统整合式教学,打破传统的三段式教学模式,使基础与临床交错融合,加强文理并重的医学通识教育,实现医学教育的三个前移,即接触临床前移、医学问题前移、科研训练前移;三个结合,即人文通识教育与医学教育

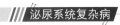

结合、临床和基础医学教育结合、科研训练和医学实践结合；四个不断线，即基础医学教育不断线、临床医学教育不断线、职业态度与人文教育不断线、科研训练和创新能力培养不断线。并于 2008 年率先组织编写并出版了国内第一套《器官系统整合教材》，引领了国内高水平医学院校的整合式教学改革。《整合医学出版工程·复杂病系列》，是在前述理论教材基础上的实践升华，是多年来整合医学在临床医学研究与应用方面的成果呈现，也是上海交通大学出版社对重大学术出版项目持续跟进、功到自然成的体现。

生命健康是关乎国计民生的大事，对于百姓来说，常见病、多发病皆能在社区医院或其他基层医院得到处理，真正困扰他们的是诊断难、治疗难的相对复杂的疾病。现阶段我国基层医疗单位处置复杂疾病的能力和设备有限的现状，直接导致了"看病难"等现象的发生。随着人民对健康需求的日益增长，这也成为影响当代中国的一个痛点。而医学科研的目的是为了临床应用，也就是解决临床诊疗中的各种问题。复杂性疾病亦是临床问题的焦点之一，全世界为此投入了巨大的人力和物力，所产生的科研成果也应用在临床具体病例的诊疗过程中。本套图书以上海交通大学医学院的临床专家为基础，邀请了协和、北大、复旦、华西等著名医学院校的一大批专家，主要抓住"复杂病"这一疾病中的主要矛盾，以人体器官系统为纲，选取了全国各大医院的典型病例，由全国著名的专家学者进行点评和解析，将医学相关领域最先进的理论知识和临床各专科最有效的实践经验加以整合，并根据患者个体的特点进行修正和调整，使之形成更加符合人体健康和疾病诊治的全新医学知识体系，是整合医学在临床研究和应用方面的具体探索，不仅可以帮助基层医师、住院医师对复杂病进行识别从而及时转诊，还可以帮助专科医师掌握诊治技能，从而提高诊治效率、服务于更多的患者，对于建立现代医疗体系、促进分级诊疗体系等也具有重大意义。

非常欣慰本套图书体现的改革传承。编者团队的权威、所选案例的典型、专家解析的深刻，给我留下了深刻印象，我相信，这种临床医学的大整合、大融合，必将为推进我国以"住院医师规范化培训""专科医师规范化培训"为核心的医学生毕业后教育的改革和发展做出重大的贡献。

中国工程院院士
上海交通大学副校长
上海交通大学医学院院长

范先群

2022 年 12 月 24 日

前　言

　　医学教育是卫生健康事业发展的重要基石。党的十八大以来,我国医学教育蓬勃发展,为卫生健康事业输送了大批高素质医学人才。在新冠肺炎疫情防控中,我国医学教育培养的医务工作者发挥了重要作用。但同时,面对疫情提出的新挑战、实施健康中国战略的新任务、世界医学发展的新要求,我国医学教育还存在人才培养结构亟须优化、培养质量亟待提高等问题。

　　"今天的医学生,就是明天的医生",为适应这个重大的变革需求,医学教育改革已势在必行,迫在眉睫。有鉴于此,上海交通大学医学院结合多年的试点探索经验,借鉴国内外医学教育改革的宝贵经验,基于中国与上海交通大学医学院的实际情况,启动器官-系统整合规划课程建设。本书从临床案例出发,从实践入手,紧密结合课程改革与教学模式的转变,从而更好地配合系统教学的开展。本书案例不仅仅局限于泌尿系统常见病、多发病,既有合并多个系统并发症及合并症、治疗存在重重矛盾的临床棘手案例,也有发病率低、易被忽视的罕见疾病,力求各学科知识得到充分融合,淡化学科界限,以培养能通过国家执业医师考核,能看病、会看病,具备诊治泌尿系统常见病、多发病执业胜任力,掌握处理特发意外事件原则的临床医生。

　　本教材邀请了来自国内著名高等院校及附属医院的多位专家学者共同完成,谨向为本次编写工作付出大量心血的专家学者致以最崇高的敬意。

倪兆慧　薛　蔚

2022 年 12 月

目录

第一章

肾小球疾病

病例1 食欲缺乏、乏力3个月余,加重伴咯血
——系统性血管炎,慢性肾脏病急性加重?

主诉

食欲缺乏、乏力伴3个月余,加重伴咯血3天。

病史摘要

现病史:患者,男性,66岁。3个月前无明显诱因下出现食欲缺乏、乏力,2019.8.18外院查尿蛋白(＋＋＋),隐血(＋＋＋),肌酐(creatinine, Cre)246.7 μmol/L,予至灵胶囊、肾康颗粒治疗,无明显好转。10.25起出现活动后心悸、胸闷,查 Cre 492 μmol/L,予改善微循环等药物治疗效果不佳。11.03查血尿素氮(blood urea nitrogen, BUN)38.1 μmol/L,Cre 975 μmol/L,尿酸(uric acid, UA)481 μmol/L,尿蛋白(＋＋),尿红细胞798个/μl,白蛋白(albumin, Alb)34.4 g/L,丙氨酸氨基转移酶(alanine aminotransferase, ALT)73 U/L,天冬氨酸氨基转移酶(aspartate aminotransferase, AST)52.4 U/L,血红蛋白(hemoglobin, Hb)97 g/L,血磷2.25 mmol/L,血钙1.98 mmol/L,核周型抗中性粒细胞胞质抗体(perinuclear anti-neutrophil cytoplasmic antibodies, p - ANCA)(＋),胞质型抗中性粒细胞胞质抗体(cytoplasmic anti-neutrophil cytoplasmic antibodies, c - ANCA),PR3 - ANCA(＋),MPO - ANCA(＋),抗核抗体(－)。当地医院考虑为"系统性血管炎,慢性肾脏病急性加重",11.05起予甲泼尼龙0.5 qod×3次冲击治疗,后改为40 mg/d,11.13予环磷酰胺(CTX)0.8 g冲击治疗,11.16起予血液透析治疗,同时予西尼地平、金水宝、肾康颗粒、灯盏花素、左卡尼丁、碳酸氢钠及补钙、补铁等治疗,患者觉乏力、食欲缺乏改善,尿量约1200 ml/d。11.17复查 BUN 25.2 mmol/L,Cre 689.1 μmol/L(透析间期),尿酸512.3 μmol/L,尿蛋白(＋＋＋),隐血(＋＋＋),24小时尿蛋白1.48 g,Alb 26.8 g/L,Hb 67 g/L,血钙1.83 mmol/L,血磷1.82 mmol/L。3天前患者出现咳嗽、咳痰、咯血,无发热、胸闷、胸痛。考虑肺部感染,予美罗培南0.5 g q12 h,万古霉素0.5 g qd,氟康唑200 ml qd及丙种球蛋白0.5 g qd治疗,其间有输血。11.22复查 BUN 19.9 mmol/L,Cre 624.9 μmol/L(透析间期),尿酸453 μmol/L,Hb 84 g/L,血钙1.93 mmol/L,血磷1.73 mmol/L,患者症状逐渐加重,咯血量增多,于2019.11.24为求进一步治疗收入我院。

既往史：否认高血压、糖尿病史。2014.05.16 因外伤致右侧多发性肋骨骨折。

个人史：有吸烟史，每天 10 支，持续 30 余年；否认饮酒史。

婚育史：已婚已育。

家族史：否认疾病家族史。

▶ 入院查体 ▶▶▶

体温（T）37.8℃，心率（HR）100 次/分，呼吸（R）22 次/分，血压（BP）154/80 mmHg，SpO_2 91%，神清，气平，精神萎。贫血貌，全身皮肤、巩膜无黄染，浅表淋巴结未及肿大。两肺呼吸音粗，可闻及少许湿啰音。心律齐，未及杂音及心包摩擦音。腹平软，无压痛及反跳痛。右侧腹股沟见插管，双下肢水肿，右侧显著。神经系统体征未见异常（一）。

▶ 辅助检查 ▶▶▶

24 小时尿蛋白总量 1 264.5 mg。肾功能：Cre 645 μmol/L，BUN 34.3 mmol/L，尿酸 269 μmol/L。尿常规：尿蛋白（＋＋），红细胞计数（red blood cell count，RBC）354.3 个/HP，白细胞计数（white blood cell count，WBC）6 个/HP。血常规：WBC $9.29×10^9$/L，中性粒细胞（neutrophil，N）百分比（N%）91.6%，Hb 54 g/L，血小板计数（platelet count，PLT）$100×10^9$/L。肝功能：Alb 27.5 g/L；C 反应蛋白（C-reactive protein，CRP）10 mg/L，红细胞沉降率（erythrocyte sedimentation rate，ESR）23 mm/h。静脉血气：pH 7.34，HCO_3^- 17.3 mmol/，K^+ 4.2 mmol/L。钙磷代谢：血钙 1.79 mmol/L，血磷 2.33 mmol/L，甲状旁腺激素（parathyroid hormone，PTH）102.1 pg/ml。空腹血糖 7.35 mmol/L，餐后血糖 11.1 mmol/L，糖化血红蛋白（glycosylated hemo-globin，HbA1c）4.7%；B 型钠尿肽（B-type natriuretic peptide，BNP）368 pg/ml。补体：C3 0.62 g/L，C4 0.24 g/L。

心梗标志物、肝炎指标、梅毒螺旋体颗粒凝集试验（treponema pallidum particle assay，TPPA）、人类免疫缺陷病毒（human immunodeficiency virus，HIV）、血尿轻链、免疫球蛋白均正常。

心电图：正常心电图。

胸腔积液 B 超：左侧胸腔积液（＋）（于左侧腋后线至肩胛下线第 9～11 肋间，最深处 50 mm）；右侧胸腔未见明显积液；纵隔显示不清。

心包积液 B 超：心包腔内未见明显积液。

腹腔积液 B 超：下腹部少量积液。

双侧下肢静脉 B 超：双侧下肢深静脉未见明显血栓形成。

▶ 初步诊断 ▶▶▶

慢性肾脏病 5 期，血液透析，ANCA 相关血管炎，咯血，心功能不全。

▶ 诊断思路 ▶▶▶

患者为老年男性，因食欲缺乏、乏力 3 月余，加重伴咯血 3 天入院。曾于外院测得 MPO-ANCA 及 PR3-ANCA 均阳性，考虑为 ANCA 相关血管炎。近 3 个月来患者血肌酐进行性升高，入院前因血肌酐升高于外院行血液透析及免疫抑制治疗，本次病程起病急，病情进展快,需对患者肾脏原发病进行鉴别诊断。下一步应完善哪些检查?急性起病表现为急进性肾小球肾炎的病因包括 ANCA 相关肾炎、肺出血-肾炎综合征、抗肾小球基底膜(glomerular basement membrane,GBM)病、狼疮性肾炎等。患者需进一步完善抗核抗体、ANCA、抗 GBM 抗体、补体等检查以明确诊断。

患者 3 天前出现痰中带血症状,需对咯血病因进行鉴别诊断。患者因诊断 ANCA 相关血管炎已使用免疫抑制剂,疾病活动累及肺部而形成感染均不能除外;患者为老年男性,肿瘤性疾病也需排除。需进一步完善胸部高分辨率 CT(high resolution CT,HRCT)、肿瘤指标等检测加以鉴别。

进一步检查

ANCA:MPO - ANCA 4.75,PR3 - ANCA 0.17。

抗 GBM 抗体:阴性。抗核抗体:阴性。ds - DNA:阴性。

肿瘤指标:均正常。

呼吸道九联:腺病毒 IgM 弱阳性。

T 细胞斑点试验(T-SPOT)、痰涂片＋培养、咽拭涂片＋培养、肺炎支原体、巨细胞病毒(cytomegalovirus,CMV)、EB 病毒(Epstein-Barr virus,EBV)、乳胶凝集试验、曲霉试验均正常。

胸部 HRCT:两肺广泛多发渗出,两侧胸腔积液,左肺下叶部分膨胀不全;少量心包积液;扫及肝脏多发囊肿可能,如图 1 - 1 所示。

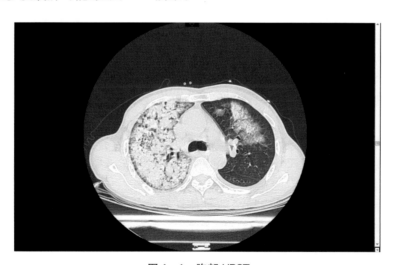

图 1 - 1　胸部 HRCT

治疗及转归

患者存在肺部感染,需积极抗感染治疗,采用氟康唑联合美罗培南抗感染治疗;患者 ANCA 相关肾炎疾病活动,予甲泼尼龙 0.5 g/d 冲击治疗 3 天后改口服泼尼松 40 mg/d 联合环磷酰胺治疗原发病,丙种球蛋白 20 g/d 连用 5 天调节免疫力,血浆置换(隔天 1 次,共 3 次)清除体内抗体;患者慢性肾脏病 5 期,予每周 3 次规律血液透析替代治疗;同时辅以降压、利尿、护胃、止血、防止骨质疏松等对症支持治疗。

患者经抗感染治疗 10 天后热平,咯血量明显减少,氧饱和度上升,ANCA 滴度明显下降(4.75→2.43),肺部 CT 明显改善。后于我院长期血液透析替代治疗。

讨论与分析

ANCA 相关血管炎(ANCA associated vasculitis,AAV)是由 ANCA 介导的以小血管壁炎症和纤维素坏死为特征的一类系统性疾病,临床类型包括微型多血管炎(microscopic polyangiitis,MPA)、肉芽肿性多血管炎(granulomatosis with polyangiitis,GPA)和嗜酸性肉芽肿性多血管炎(eosinophilic granulomatosis with polyangiitis,EGPA)等。AAV 可导致多个器官组织损伤及功能障碍,最常累及肾脏和肺,AAV 导致的肾脏损伤即称为 ANCA 相关肾炎(ANCA associated glomerulonephritis,AAGN)。

AAGN 占我国肾活检继发性肾小球肾炎的 3.74%,是老年患者急性肾损伤的首位原因。AAGN 临床以大量血尿伴肾功能急进性减退为特征,肾脏病理以肾小球节段袢坏死伴新月体形成、无或仅有少量免疫复合物沉积(即寡免疫节段坏死性新月体肾炎)为特征。少数患者可表现为尿检异常或慢性肾脏病(chronic kidney disease,CKD)。AAGN 如果治疗不及时或缺乏有效治疗,可快速进展至终末期肾病(end-stage renal disease,ESRD)。根据 ANCA 类型,AAV 可分为蛋白酶 3(proteinase 3,PR3)- AAV 和髓过氧化物酶(myeloperoxidase,MPO)- AAV,AAGN 分为 PR3 - AAGN 和 MPO - AAGN。

AAV 的诊断依赖于 ANCA 的检测。临床怀疑 AAV 和 AAGN 时都应采用间接免疫荧光和酶联免疫吸附测定法检测 ANCA 类型,以明确临床分型。临床怀疑 AAGN 时,应考虑行肾活检明确诊断。本例患者因疾病已进展至终末期肾脏病,无法行肾穿刺活检明确肾脏病变。

AAGN 的治疗分为控制疾病活动性的诱导治疗和预防复发的维持治疗。治疗方案的制订应根据肾脏和肾外脏器活动性、严重程度及并发症,结合肾脏病理分型及 ANCA 类型优化治疗方案。

诱导期治疗:对严重 AAGN(Cre>4 mg/dl,或新月体性肾小球肾炎)推荐糖皮质激素(简称激素)联合环磷酰胺(cyclophosphamide,CYC),或激素联合利妥昔单抗(rituximab,RTX)+CYC 治疗。激素建议予口服泼尼松 1 mg/(kg·d),后期逐渐减量,若患者临床表现为快速进展性肾小球肾炎,肾活检提示新月体性肾炎或伴有肺出血,可先给予甲泼尼龙(methylprednisolone,MP)静脉冲击治疗(500 mg/d,静脉滴注,连续 3 d)。CYC 的给药方法包括静脉和口服冲击。静脉给药方案为 CYC 0.75 g/m², 年龄>60 岁或肾小球滤过率(glomerular filtration rate,GFR)<20 ml/(min·1.73 m²),减量为 0.5 g/m²。口服 CYC 剂量 2 mg/(kg·d),最大剂量 200 mg,年龄>60 岁或估算的肾小球滤过率(estimated glomerular filtration rate,eGFR)<20 ml/(min·1.73 m²)者减量。RTX 的使用方法在国际上尚不统一。目前改善全球肾脏病预后组织(Kidney Disease:Improving Global Outcomes,KDIGO)指南建议的给药剂量为每周使用 375 mg/m²,共 4 周。

推荐新发或复发的活动性 MPO - AAGN 采用激素联合 CYC 或激素联合吗替麦考酚酯(mycophenolate mofetil,MMF)方案。KDIGO 指南建议的 MMF 剂量为 2 g/d。我国的临床研究 MMF 采用的剂量为 1.0～2.0 g/d,因 AAGN 老年高发,肺部损害多见,易并发感染；同时 eGFR＜60 ml/min 后，患者暴露于 MMF 的剂量会增加。建议对于感染高危人群及肾功能损伤重的患者，MMF 从小剂量（0.5 g/d）起始，结合患者的全身情况、淋巴细胞水平、MMF 血药浓度调整 MMF 剂量。

对快速进展性肾小球肾炎（Cre＞5.6 mg/dl，或新月体性肾小球肾炎），或伴弥漫肺泡出血的 AAGN，或 ANCA 抗 GBM 双阳性的 AAGN，应考虑联合血浆置换治疗。

维持期治疗：推荐低剂量激素联合免疫抑制剂作为 AAGN 的维持治疗。对 MPO - AAGN 建议采用硫唑嘌呤（azathioprine，AZA）或 MMF 维持；对 PR3 - AAGN 采用 RTX 维持；维持治疗时间至少≥24 个月。

最终诊断

ANCA 相关肾炎，慢性肾脏病 5 期，ANCA 相关血管炎，血液透析，肺部感染，心功能不全。

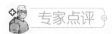专家点评

ANCA 相关肾炎是老年患者急性肾损伤的首位原因，临床上并不少见。AAGN 常急性起病，病情进展快，临床上应做到早期诊断、早期治疗；并根据不同分型选用不同免疫抑制治疗方案，尽快控制疾病活动，改善预后。本例患者起病急，病情重，诊断方面应明确分型，注意明确咯血的病因，选用合适的免疫抑制治疗及抗感染等综合治疗。

病例提供者：李舒
点评专家：李雪梅

参考文献

［1］JENNETTE JC，FALK RJ，BACON PA，et al. 2012 revised International Chapel Hill Consensus Conference Nomenclature of Vasculitides［J］. Arthritis Rheum，2013，65(1)：1-11.
［2］ROVIN BH，CASTER DJ，CATTRAN DC，et al. Management and treatment of glomerular diseases (part 2)：conclusions from a Kidney Disease：Improving Global Outcomes (KDIGO) Controversies Conference［J］. Kidney Int，2019，95(2)：281-295.
［3］Chapter 13：Pauci-immune focal and segmental necrotizing glomerulonephritis［J］. Kidney Int Suppl (2011)，2012，2(2)：233-239.
［4］YATES M，WATTS RA，BAJEMA IM，et al. EULAR/ERA-EDTA recommendations for the management of ANCA-associated vasculitis［J］. Ann Rheum Dis，2016，75(9)：1583-1594.
［5］FURER V，RONDAAN C，HEIJSTEK MW，et al. 2019 update of EULAR recommendations for vaccination in adult patients with autoimmune inflammatory rheumatic diseases［J］. Ann Rheum Dis，2020，79(1)：39-52.

病例2 尿泡沫增多伴双下肢水肿半年余,腹痛、腹泻伴发热、少尿1天
——仅仅是糖尿病肾病吗?

主诉

尿泡沫增多伴双下肢水肿半年余,腹痛、腹泻伴发热、少尿1天。

病史摘要

现病史:患者,男性,59岁。半年前无明显诱因出现尿泡沫增多伴双下肢水肿,无尿频、尿急、尿痛,无光敏感、脱发、皮疹等。当时因糖尿病住院发现血肌酐升高(>200 μmol/L,具体不详),口服肾衰宁及复方α酮酸片治疗,后复查血肌酐维持在170~180 μmol/L。本次入院前1天清晨无明显诱因出现右下腹疼痛、逐渐加重,伴发热,最高体温39℃,伴畏寒、寒战,有恶心、呕吐1次,腹泻5次,每次为水样便,无脓血便,便后腹痛症状缓解,并伴少尿。遂来我院急诊就诊,查WBC 11.11×10⁹/L,N% 89.3%,Hb 93 g/L,Cre 307 μmol/L,BUN 16.9 mmol/L,血淀粉酶、酮体阴性,CRP 28.9 mg/L,BNP 386 pg/ml。胸腹部CT提示双侧胸腔、腹腔积液,右侧结肠壁增厚,急诊予左氧氟沙星抗感染,托拉塞米利尿及补液治疗后热平,腹痛症状好转,尿量约500 ml/24 h。为求进一步诊治收入我院。

既往史:既往糖尿病20年,目前用"诺和锐50"3 U-3 U-3 U皮下注射,血糖未监测;18岁有阑尾炎切除史。否认高血压、肝炎等病史;否认药敏史。

个人史:否认吸烟史,否认饮酒史。

婚育史:已婚已育。

家族史:否认疾病家族史。

入院查体

T 37℃,P 85次/分,R 20次/分,BP 108/75 mmHg。神清,气平,全身皮肤、黏膜无黄染,全身浅表淋巴结无肿大,无咽充血,未见扁桃体肿大,双肺未闻及啰音。HR 85次/分,律齐,无杂音。腹部膨隆(图2-1),右下腹可见陈旧性手术瘢痕,下腹轻压痛,无肌卫及反跳痛,未触及肝、脾,移动性浊音(+),双下肢水肿(++)。

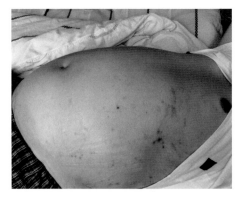

图2-1 患者腹部

辅助检查

24 h尿蛋白总量:8 032.0 mg。尿常规:尿蛋白(++++),红细胞31.7个/HP,白细胞70.4个/HP。尿白蛋白排泄率(白蛋白肌酐比):1 196.5 mg/g。

尿蛋白系列:λ链217.0 mg/L,κ链421.0 mg/L,微量白蛋白3 070.00 μg/ml,IgG 967.0 mg/L,转铁蛋白304.0 mg/L,α₁-微球蛋白95.60 mg/L,β₂-微球蛋白22.90 mg/L。

肾功能：BUN 19.8 mmol/L，Cre 339 μmol/L，尿酸 421 μmol/L。血常规：WBC 16.98×10^9/L，N% 88.1%，Hb 88 g/L，PLT 94×10^9/L；C-反应蛋白 170.90 mg/L；降钙素原＞100 ng/ml；血沉 81 mm/h。血气分析：pH 7.365，PCO_2 35.8 mmHg，HCO_3^- 20.0 mmol/L。电解质：Na^{2+} 131 mmol/L，K^+ 4.4 mmol/L，Cl^- 100 mmol/L。肝功能：TP 47.0 g/L，Alb 19.3 g/L，ALT 62 U/L，AST 81 U/L。血脂：甘油三酯（triglyceride，TG）2.23 mmol/L，总胆固醇（total cholesterol，TC）5.16 mmol/L，高密度脂蛋白胆固醇（high density lipoprotein cholesterol，HDL－C）0.84 mmol/L，低密度脂蛋白胆固醇（low density lipoprotein cholesterol，LDL－C）2.87 mmol/L。铁代谢：铁 17.3 μmol/L，总铁结合力 31.50 μmol/L，铁蛋白 536.50 μg/L。钙磷代谢：磷 1.13 mmol/L，钙 1.72 mmol/，血清镁 0.73 mmol/L，PTH 102.9 pg/ml；肌酸激酶 279 U/L；BNP 461.0 pg/ml。甲状腺功能：甲状腺球蛋白抗体 0.40 IU/ml，游离三碘甲状腺原氨酸（free triiodothyronine，FT_3）2.78 pmol/L，游离甲状腺素（free thyroxine，FT_4）14.58 pmol/L，促甲状腺激素（thyroid stimulating hormone，TSH）8.01 mIU/L，甲状腺过氧化物酶抗体（thyroid peroxidase antibody，TPOAb）14.23 IU/ml，促甲状腺激素受体抗体（TSH receptor antibodies，TRAb）＜0.30 IU/L。补体：补体 C3 0.74 g/L，补体 C4 0.37 g/L，补体 C1q 151.00 mg/L。免疫球蛋白（immunoglobulin，Ig）：免疫球蛋白 G（IgG）10.90 g/L，IgG4 1.020 g/L，免疫球蛋白 A（IgA）4.12 g/L，免疫球蛋白 M（IgM）0.52 g/L，免疫球蛋白 E（IgE）1760.00 IU/ml。抗核抗体：核型均质型，滴度 1：160，余抗体均阴性。肿瘤标志物：糖类抗原（carbohydrate antigen，CA）50 81.21 U/ml，CA199 71.8 U/ml，CA125 279.1 U/ml。

肌钙蛋白、淀粉酶、血轻链、血固定免疫电泳、ANCA、类风湿相关抗体、抗肾小球基底膜抗体、LPS、G 试验、EBV－DNA、CMV－DNA、粪便难辨梭菌毒素、粪便细菌培养均正常。

心电图：正常。

腹部 B 超：胆囊壁毛糙增厚，脾稍长，肝脏、胰腺未见明显异常；双肾实质回声稍强（右肾 105 mm×42 mm，左肾 124 mm×44 mm），前列腺钙化灶，双侧输尿管、膀胱未见明显异常。

血管 B 超：双侧颈动脉内膜面毛糙，左侧颈动脉分叉处及颈内动脉起始部斑块形成；双侧肾动脉流速偏低，双侧肾静脉管腔通畅；双侧下肢动脉内膜面毛糙，双侧下肢深静脉管腔通畅。

甲状腺、颈部淋巴结、甲状旁腺 B 超：甲状腺未见明显异常，双侧颈部未见明显肿大淋巴结图像，双侧甲状旁腺区未见明显异常。

常规心脏彩色多普勒超声：①左心室壁厚度正常上限值；②肺动脉增宽；③二尖瓣轻度反流；④心包腔少量积液；⑤左心室收缩功能减低；射血分数（ejection fraction，EF）44%。

眼科会诊：网膜散在出血渗出，散在水肿，建议控制血糖后眼科门诊就诊。

初步诊断

肾病综合征；2 型糖尿病，糖尿病肾病可能，糖尿病视网膜病变；急性消化系统感染；慢性肾脏病急性加重；贫血；颈动脉斑块；心功能不全；肝功能不全；前列腺钙化；阑尾切除术后。

诊断思路

患者为中老年男性，慢性起病，以尿泡沫增多伴双下肢水肿半年余为主要表现，因腹痛腹泻伴发热、少尿1天入院。患者肾脏损伤病史时间>3个月,实验室检查发现血肌酐升高,慢性肾脏病诊断明确。本次入院前因腹痛、腹泻合并少尿,血肌酐较前升高>26.5 μmol/L,可明确患者本次因腹泻导致容量不足,引起慢性肾脏病急性加重。

患者临床表现为肾病综合征,需明确肾脏原发疾病病因。患者既往有糖尿病病史20年,查眼底发现糖尿病视网膜病变,考虑糖尿病肾病可能性大。但实验室检查发现患者肝功能异常,抗核抗体滴度升高,补体水平下降,CA50、CA199升高,仍需除外合并其他原因引起的肾病综合征。引起肾病综合征的病因有原发性、继发性和遗传性。原发性肾病综合征的病因包括微小病变型肾病、局灶节段性肾小球硬化、膜性肾病等;继发性肾病综合征的病因包括过敏性紫癜性肾炎、乙肝相关性肾炎、狼疮性肾炎、糖尿病肾病、肾淀粉样变性病等。本例患者既往否认过敏病史,乙肝等病毒感染病史不详,下一步需完善血抗磷脂酶 A2 受体(anti-phospholipase receptor A2 antibody,PLA2R)、传染病指标检测(HIV、HBV、HCV及梅毒筛查)、抗 dsDNA 抗体(anti-dsDNA antibody)、肾穿刺活检等检查以明确诊断。

进一步检查

外周血涂片:未见明显异常。

Coombs 试验:自身抗体(一),直接抗人球蛋白试验(直抗)(一),抗 IgG(一),抗 C3(一),抗体筛选阴性。

一、荧光检查:

镜下共见3只肾小球,IgG(++),线样,毛细血管袢,弥漫分布。IgA(+),IgM(+~++),C3(+),C1q(±),κ(+~++),λ(+~++),HBsAg(++),HBcAg(-),颗粒样,混合型,弥漫分布。

二、光镜检查:

镜下共见20只肾小球,其中7只小球呈球性硬化,余小球体积较大,各小球系膜细胞和基质重度增多,部分小球可见节段性系膜溶解,7只小球可见K-W结节形成,毛细血管袢轻度增厚,偶见双轨征,重度小管间质病变,小管片状萎缩变性,间质片状炎症纤维化,小动脉内膜增厚,细动脉管壁透明变性。

三、特征性图片:

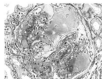 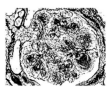

| PAS×400 | PASM×400 | PASM×400 |

诊断:①糖尿病肾病;②乙肝相关性肾炎。

图2-2 肾脏病理检查

乙肝5项:乙肝表面抗原(HBsAg)(+),乙肝表面抗体(HBsAb)(—),乙肝核心抗体(HBcAb)(+),乙肝 e 抗原(HBeAg)(+),乙肝 e 抗体(HBeAb)(—)。

乙肝病毒(HBV)DNA:4.59×10^8 IU/ml。

抗 ds-DNA 48.64 IU/ml。

HCV、HIV、梅毒:均阴性。

PET/CT:双肺散在条索灶,双侧胸腔积液;肠系膜弥漫性增厚,腹盆腔大量积液;腰背部、臀部、双下肢皮下水肿。

肾脏病理检查:糖尿病肾病,乙肝相关性肾炎,如图2-2所示。

治疗及转归

糖尿病肾病患者给予一般支持治疗,建议患者改善生活方式,戒烟限酒,低盐、低脂、优质低蛋白糖尿病饮食[每日食盐摄入<5g,故蛋白质摄入量 0.6~0.8g/(kg·d)],严格控制血糖。由于患者目前慢性肾脏病急性加重,采用胰岛素控制血糖治疗。若患者耐受且无使

用禁忌证,应给予血管紧张素转化酶抑制剂(angiotensin converting enzyme inhibitor, ACEI)/血管紧张素Ⅱ受体阻滞剂(angiotensin Ⅱ receptor blocker,ARB)治疗,本例患者因血肌酐升高,未加用该类药物。由于患者合并乙肝相关性肾炎,肝功能受损,同时予抗病毒治疗,采用恩替卡韦抗病毒、多烯磷脂酰胆碱胶囊保肝治疗。

患者经积极控制血糖、血压,恩替卡韦抗病毒,多烯磷脂酰胆碱胶囊保肝等治疗3个月后,乙肝病毒复制滴度下降(图2-3),24小时尿蛋白仍偏高(8 800 mg/d,图2-4),血肌酐逐渐下降至180 μmol/L(图2-5),血常规如图2-6所示。

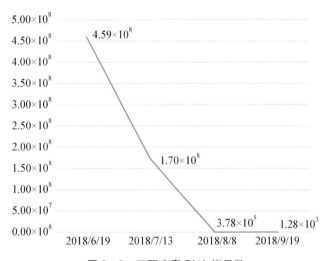

图2-3 乙肝病毒DNA拷贝数

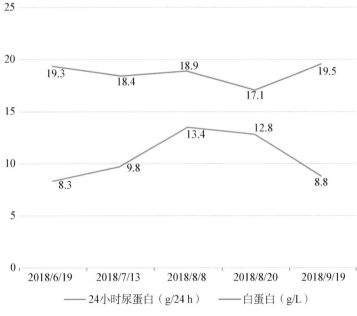

图2-4 24小时尿蛋白定量及血清白蛋白水平

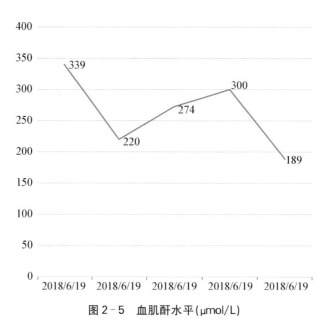

图 2-5　血肌酐水平（μmol/L）

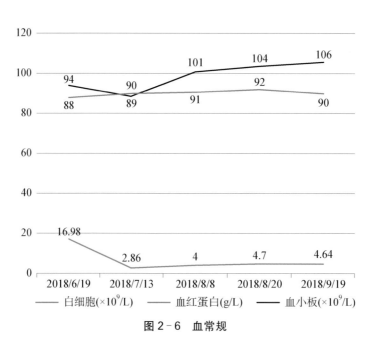

白细胞（×10⁹/L）　　血红蛋白（g/L）　　血小板（×10⁹/L）

图 2-6　血常规

讨论与分析

　　糖尿病肾病（diabetic kidney disease，DKD）是指由糖尿病所致的慢性肾脏疾病，是糖尿病主要的微血管并发症之一，也是引起终末期肾病（ESRD）的重要原因之一。DKD 通常是根据尿白蛋白肌酐比升高和（或）eGFR 下降、同时排除其他病因而做出的临床诊断。合并视网膜病变有助于 DKD 的诊断,但视网膜病变并非诊断 2 型糖尿病患者 DKD 的必备条件,部分 2 型糖尿病患者可在起病时即出现肾病,但不伴有视网膜病变。

DKD 的防治分为 3 个阶段。第一阶段为预防 DKD 发生,包括早期筛查、改变生活方式、控制血糖和血压等。第二阶段为早期治疗,出现白蛋白尿或 eGFR 下降的 DKD 患者,予以综合治疗(如优化降糖、降压,合理使用 ACEI/ARB 等),减少或延缓 ESRD 的发生。第三阶段为针对晚期 DKD 的综合治疗,包括 ESRD 的肾脏替代治疗,防治 ESRD 相关并发症,减少心血管事件及死亡风险,改善生活质量、延长寿命。一般治疗主要为改善生活方式,包括饮食治疗、运动、戒烟、限酒、限制盐摄入、控制体重等,有利于减缓 DKD 进展,保护肾功能。血糖控制药物包括二甲双胍、胰岛素促分泌剂、α 糖苷酶抑制剂、噻唑烷二酮类药物、胰高血糖素样肽 - 1(glucagon-like peptide-1,GLP - 1)受体激动剂、二肽基肽酶 - 4(dipeptidyl peptidase-4,DPP4)抑制剂、钠 - 葡萄糖协同转运蛋白 2(sodium-dependent glucose transporters 2,SGLT - 2)抑制剂和胰岛素;需注意根据患者肾功能情况选择和调整降糖药物剂量,患者 HbA1c 的目标范围建议为 $6.5\% \sim 8.0\%$。2020 年最新 KDIGO 指南建议,eGFR $\geqslant 30$ ml/(min·1.73 m^2)的患者,无论血糖是否达标,均应联合使用 SGLT - 2 抑制剂。控制血压用药推荐使用 ACEI/ARB 治疗,如患者耐受,则该类药物应滴定至获批的最高使用剂量;使用时需密切监测患者肾脏功能。

乙肝病毒相关性肾炎是指乙肝病毒直接或间接诱发的肾小球肾炎,由血清免疫学及肾活检免疫荧光所证实,并除外其他继发性肾小球肾炎的一种疾病。乙肝相关性肾炎的诊断标准如下。

(1)血清乙肝病毒标志物阳性:大多数为 HBsAg、HBeAg 和 HbcAb 同时阳性,少数为 HBsAg、HBeAb 和 HbcAb 同时阳性,个别血清 HBsAg 阴性但 HBV - DNA 阳性。

(2)患肾病或肾炎并除外其他肾小球疾病:大多数表现为肾病综合征,少数表现为蛋白尿和血尿。

(3)肾小球中有 1 种或多种 HBV 抗原沉积:大多有 HBsAg、HbcAg 或 HBeAg 在肾小球沉积。

(4)肾脏病理改变:绝大多数为膜性肾病,少数为膜增生性肾炎和系膜增生性肾炎。

确诊标准为:同时具备上述第(1)、(2)和(3)条依据;或同时具备上述第(1)、(2)条依据,并且第(4)条依据中为膜性肾病;或个别患者具备上述第(2)、(3)条依据,血清乙肝病毒标志物阴性也可确诊。

对乙肝相关性肾炎患者目前主张使用抗病毒治疗,包括干扰素以及核苷酸类似物;但对于表现为肾病综合征的患者是否考虑加用小剂量激素联合免疫抑制剂治疗仍存在争议,有待随机对照临床研究证实。

最终诊断

肾病综合征,糖尿病肾病,乙型病毒性肝炎相关性肾炎,慢性肾脏病急性加重;2 型糖尿病,糖尿病视网膜病变;慢性乙型病毒性肝炎;贫血;心功能不全;肝功能不全;前列腺钙化;阑尾切除术后。

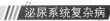
 专家点评

　　糖尿病肾病近年来发病率逐年升高,对糖尿病患者应定期监测尿白蛋白/肌酐比、肾功能等指标,以期早期发现糖尿病肾病、早期治疗。对该类患者最主要的治疗包括一般治疗及血压、血糖控制,血糖控制是治疗糖尿病肾病患者的主要手段。

　　既往观点认为,对于临床上评估为糖尿病肾病的患者,肾活检非必须。但近年来,越来越多对糖尿病患者行肾活检的结果发现,这类患者在糖尿病的基础上往往合并其他问题。因此,尽管本例患者的临床表现符合糖尿病肾病诊断标准,但考虑患者同时合并有慢性乙肝且病毒复制滴度高,故积极进行肾活检检查,从而明确了诊断,延缓了疾病进展。

病例提供者:谢可炜
点评专家:顾乐怡

参考文献

[1] Improving Global Outcomes (KDIGO) Diabetes Work Group. KDIGO 2020 clinical practice guideline for diabetes management in chronic kidney disease[J]. Kidney Int,2020,98(4S):S1 - S115.

[2] American Diabetes Association. Standards of Medical Care in Diabetes-2020[J]. Diabetes Care, 2020,43(Suppl 1):S1 - S212.

[3] JARDINE MJ, MAHAFFEY KW, NEAL B, et al. The canagliflozin and renal endpoints in diabetes with established nephropathy clinical evaluation (CREDENCE) study rationale, design, and baseline characteristics[J]. Am J Nephrol, 2017,46(6): 462 - 472.

[4] BUSE JB, WEXLER DJ, TSAPAS A, et al. 2019 update to: Management of hyperglycaemia in type 2 diabetes, 2018. A consensus report by the American Diabetes Association (ADA) and the European Association for the Study of Diabetes (EASD)[J]. Diabetologia, 2020,63(2):221 - 228.

病例3　尿泡沫增多,双下肢凹陷性水肿伴乏力——谁是肾病综合征的罪魁祸首?

主诉

泡沫尿3个月,双下肢水肿20余天。

病史摘要

　　现病史:男性,56岁。患者于3个月前无明显诱因下出现尿泡沫增多,未予重视。20天前发现双下肢凹陷性水肿伴乏力,无腰酸、腰痛、尿色加深、尿量减少、夜尿增多,无恶心、呕吐、食欲缺乏、头晕,无尿频、尿急、尿痛,无发热、光敏、皮疹、关节酸痛等不适,遂于温岭市第一人民医院就诊,查尿常规:尿蛋白(＋＋＋),红细胞 3 个/HP,白细胞 10 个/HP;24 小时尿蛋白 4.6 g。肾功能:Cre 57.8 μmol/L,BUN 3.9 mmol/L,尿酸 201 μmol/L;Alb 29 g/L;空腹血糖 11.1 mmol/L,糖化血红蛋白 7.6%。血脂:TC 6.49 mmol/L,TG 1.59 mmol/L。乙肝:HBsAg(＋),HBeAb(＋),HBcAb(＋)。血常规、免疫球蛋白、补体、血轻链均正常。为求进一步诊治收住入院。

既往史:糖尿病史 2 年余,服用瑞格列奈、阿卡波糖控制血糖,未监测血糖;高血压病史 5 年,服用缬沙坦胶囊控制血压,血压一般在 140/90 mmHg;高脂血症病史,服用瑞舒伐他汀钙片降血脂。2012 年曾因胃部不适于外院行胃镜,提示胃窦中度慢性浅表性胃炎伴糜烂。慢性乙肝病史数十年,未服药。

个人史:否认吸烟史,否认饮酒史。

婚育史:已婚已育。

家族史:否认家族性遗传病史。

入院查体

T 36.6℃,P 79 次/分,R 18 次/分,BP 153/98 mmHg。神清,气平,精神可。全身皮肤、巩膜无黄染,浅表淋巴结未及肿大。双肺呼吸音清,未及明显干、湿啰音。HR 79 次/分,律齐,未及杂音及心包摩擦音。腹平软,无压痛及反跳痛,肝、脾肋下未及。双下肢凹陷性水肿。

辅助检查

24 小时尿蛋白定量 11 690.1 mg;尿微量白蛋白 8 269 mg/L,尿免疫球蛋白 157 g/L,尿转铁蛋白 560 mg/L,尿 α_1-微球蛋白 55.20 mg/L,尿 β_2-微球蛋白 0.28 mg/L。尿常规:尿蛋白(＋＋＋),红细胞 0 个/HP,白细胞 0 个/HP。肾功能:BUN 3.12 mmol/L,Cre 61.0 μmol/L,尿酸 257 μmol/L,eGFRcr(EPI)106 ml/(min·1.73 m²)。电解质:钾 3.2 mmol/L,钠 144 mmol/L,氯 106.0 mmol/L。肝功能:Alb 28.8 g/L,ALT 26 U/L,AST 26 U/L。糖代谢:HbA1C 7.9%,空腹血糖 5.0 mmol/L,2 小时血糖 11.6 mmol/L。乙肝五项:HBsAg(＋),HBsAb(－),HBcAb(＋),HBeAg(－),HBeAb(＋);HBV-DNA 5.33×10² IU/ml。血常规、CRP、血脂、BNP、D-二聚体、免疫球蛋白、补体、dsDNA 抗体、免疫固定蛋白电泳、ANCA、抗核抗体、抗肾小球基底膜抗体、肿瘤标记物均正常。

血 PLA2R 抗体(－)。

心电图:正常。

甲状腺 B 超:甲状腺回声增粗,甲状腺右叶结节 TI-RADS 3 级。

腹部 B 超:肝脏、胆囊、胰腺、脾脏未见明显异常。双肾囊肿,膀胱充盈差,膀胱内壁显示不清,双侧输尿管、前列腺未见明显异常。

血管 B 超:双侧颈动脉内膜面毛糙,双侧椎动脉未见明显异常。双侧下肢动脉内膜面毛糙,双侧下肢深静脉未见异常。双侧肾动脉未见明显异常,双侧肾静脉未见明显异常。

心脏彩超:左房内径增大,左心室弛张功能减退。EF 62%。

胸部 HRCT:两肺未见明显活动性改变,甲状腺右叶小结节灶。

眼科检查:眼底大致正常。

初步诊断

肾病综合征,慢性肾脏病 1 期,2 型糖尿病,高血压病,高脂血症,慢性乙肝,慢性浅表性胃炎,甲状腺结节 TI - RADS 3 级。

诊断思路

患者,老年男性,慢性起病,病程 3 个月,临床表现为肾病综合征,既往有高血压、糖尿病及慢性乙肝病史。需明确引起患者肾病综合征的病因,包括原发性、继发性和遗传性因素。原发性肾病综合征的病因包括微小病变型肾病、局灶节段性肾小球硬化、膜性肾病等;继发性肾病综合征的病因包括过敏性紫癜性肾炎、乙肝相关性肾炎、狼疮性肾炎、糖尿病肾病、肾淀粉样变性病等。该患者有 10 年乙肝病史,乙肝相关性肾炎不能除外;糖尿病病史 2 年,眼底大致正常,糖尿病肾病也需除外;抗核抗体、补体、dsDNA 抗体正常,系统性红斑狼疮基本可以排除。免疫固定电泳、肿瘤标记物均正常,目前仍需进一步完善 PLA2R、Ⅰ 型血小板反应蛋白 7A 域(thrombospondin type-1 domain-containing protein 7A,THSD7A)抗体检测及肾穿刺活检明确患者肾脏病理改变,最终明确诊断。

进一步检查

血 PLA2R 抗体:阴性,血 THSD7A 抗体:阴性。

光镜:镜下共见 14 只肾小球,其中一只小球呈球性硬化,余各小球毛细血管袢僵硬和轻度不规则增厚,PASM 染色上皮下可见少量空泡样改变,系膜细胞和基质未见明显增生,轻度小管间质病变,小管偶见萎缩,可见少量蛋白管型,间质偶见炎症、水肿、纤维化,小动脉内膜节段性轻度增厚。

免疫荧光染色:IgG(2+);毛细血管袢细颗粒状弥漫分布 IgA(-)、IgM(-)、C3(-)、C1q(-)、HBsAg(-)。

电镜:足突广泛融合,系膜细胞和基质未见明显增多,GBM 轻度不规则增厚,上皮下可见较多 EDD,系膜区未见明显 EDD。

病理诊断:可符合膜性病变(Ⅰ期)(图 3 - 1、图 3 - 2)。

治疗与转归

膜性肾病患者首先给予一般支持治疗,包括低盐、低脂糖尿病饮食,改善生活方式,戒烟、限酒。积极控制血压、血糖,予代文降压降蛋白尿,诺和龙、拜糖平控制血糖,立普妥调脂。根据实验室检查结果,患者膜性肾病进展高风险,与患者充分沟通后选择单用他克莫司治疗,根据血药浓度调整药物剂量,药物浓度维持在 4~6 ng/ml。由于该患者同时有慢性乙肝,加用恩替卡韦抗病毒治疗。

患者经 6 个月治疗后,24 小时尿蛋白下降至 2 g,肌酐维持稳定,血糖控制尚可,HbA1c 维持在 6.5%,血压维持于 130/80 mmHg。目前仍在长期随访中。

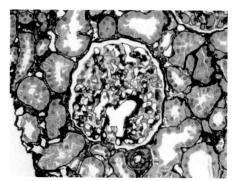

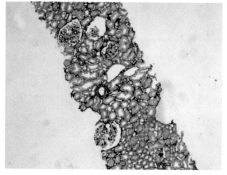

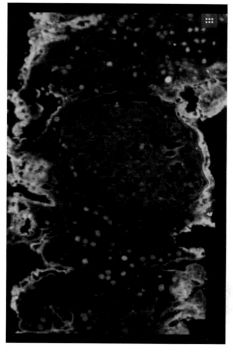

图 3-1　肾活检病理:膜性肾病(Ⅰ期)　　　　图 3-2　肾组织 PLA2R 阴性

讨论与分析

　　膜性肾病是非糖尿病成人发生肾病综合征最常见的原因之一,在肾病综合征活检结果中的占比高达 1/3。所有诊断为膜性肾病的患者均应完善相关检查,排除继发性因素;同时应用临床和实验室标准评估疾病进展的风险。根据患者病情将患者分为低风险、中风险、高风险和极高风险。正常 eGFR,蛋白尿<3.5 g/d 和(或)血清白蛋白>30 g/L 为低风险患者;eGFR 正常,蛋白尿>4 g/d 或经 ACEI/ARB 类药物保守治疗 6 个月后蛋白尿下降≤50% 为中风险患者;eGFR<60 ml/(min·1.73 m²),蛋白尿>8 g/d 持续超过 6 个月为高风险患者;威胁生命的肾病综合征,无法用其他原因解释的肾功能快速恶化为极高风险患者。

　　所有存在蛋白尿的原发性膜性肾病患者均应接受优化支持治疗,包括生活方式改善,ACEI/ARB 降压、降蛋白尿治疗。生活方式改善包括戒烟限酒、低盐低脂饮食、控制体重、体育锻炼等。表现为肾病综合征的患者,应评估患者栓塞风险及使用抗凝药后可能的出血风险,根据患者血白蛋白水平适时加用抗凝药物。

　　对于风险分层处于低风险的患者,建议给予 ACEI/ARB 降压、降蛋白尿治疗,药物可逐渐滴定至最大使用剂量。对于存在肾功能进展中风险、高风险和极高风险的患者,推荐使用利妥昔单抗或环磷酰胺联合激素治疗 6 个月,或以他克莫司为基础治疗至少 6 个月。利妥昔单抗可选择 1 g 静脉用药,2 周内给药 2 次;或每周 1 次,375 mg/m²,共 4 次。环磷酰胺用药方案有两种,口服激素联合口服或静脉环磷酰胺隔月交替治疗 6 个月。他克莫司推荐剂量为 0.05~0.1 mg/(kg·d),浓度维持在 3~8 ng/ml,治疗时间需持续 12 个月。也可选用

环孢素 $3\sim5\,mg/(kg\cdot d)$ 治疗,治疗浓度 $125\sim225\,\mu g/ml$。

若患者治疗缓解后肾病综合征复发,建议采用原先达到缓解的方案治疗。难治性膜性肾病患者,若 eGFR 下降,推荐使用 CTX 联合激素治疗;若 eGFR 稳定,对于利妥昔单抗治疗无效的患者,给予利妥昔单抗＋CNI 治疗;对于 CTX 或 CNI 治疗无效的患者,给予利妥昔单抗治疗;若治疗 3 个月后仍无效,给予 CTX 治疗。

最终诊断

肾病综合征,膜性肾病(Ⅰ期),慢性肾脏病 1 期,2 型糖尿病,高血压病,慢性乙肝,慢性浅表性胃炎,甲状腺结节 TI‐RADS 3 级。

专家点评

膜性肾病是引起肾病综合征的常见病因。本例患者临床表现典型,病理诊断明确,根据危险分级,需在基础治疗上加用免疫抑制剂治疗。但患者存在糖尿病、慢性乙肝等合并症,使用免疫抑制剂时需考虑药物不良反应,包括血糖升高、免疫力低下等,在给予免疫抑制剂治疗的同时加强血糖控制及抗病毒治疗,密切随访患者尿蛋白、血糖、肝功能及病毒复制指标。

病例提供者:闵璐琳
点评专家:丁峰

参考文献

［1］ KDIGO clinical practice guideline for glomerulonephritis[J]. Kidney Int Suppl, 2012, 2(2)：139 - 274.

［2］ HOXHA E, HARENDZA S, PINNSCHMIDT H, et al. M-type phospholipase A2 receptor autoantibodies and renal function in patients with primary membranous nephropathy[J]. Clin J Am Soc Nephrol，2014，9(11):1883 - 1890.

［3］ SEITZ-POLSKI B, DAHAN K, DEBIEC H, et al. High-dose rituximab and early remission in PLA2R1‐related membranous nephropathy[J]. Clin J Am Soc Nephrol, 2019, 14(8)：1173 - 1182.

［4］ FLOEGE J, BARBOUR SJ, CATTRAN DC, et al. Management and treatment of glomerular diseases (part 1)：conclusions from a Kidney Disease：Improving Global Outcomes (KDIGO) Controversies Conference[J]. Kidney Int, 2019, 95(2)：268 - 280.

［5］ DAHAN K, JOHANNET C, ESTEVE E, et al. Retreatment with rituximab for membranous nephropathy with persistently elevated titers of anti-phospholipase A2 receptor antibody[J]. Kidney Int, 2019, 95(1):233 - 234.

病例4 夜尿增多,尿泡沫增多,双下肢侧面皮疹伴水肿——紫癜从何而来?

主诉

活动后胸闷、气急2年,2个月前咳痰伴咯血1次。

病史摘要

现病史:患者,男性,61岁。2个月前无明显诱因出现夜尿增多,6～7次/晚,伴腰部酸胀,尿色发黄,无明显尿量改变,尿中泡沫增多,无发热、肉眼血尿,于当地查尿BLD(2+～4+),PRO(—),肾功能(—),未予特殊处理。20余天前出现双下肢伸侧面暗红色皮疹,直径2～4 mm,呈对称性,压之不褪色,略高出皮肤,伴水肿、恶心、食欲缺乏、乏力,偶有咳嗽,无腹痛、腹泻,无光过敏、关节痛,无口腔溃疡、雷诺现象,无胸闷、心悸等不适。就诊于复旦大学附属华山医院,(2016 - 09 - 12)查血常规:WBC 6.01×10⁹/L, Hb 97 g/L, PLT 111×10⁹/L。尿常规:PRO(++), BLD(+++), WBC 46.3个/μl。生化:Cre 101 μmol/L, Alb 31 g/L, BUN 7.1 mmol/L,余肝功能(—);尿总蛋白1.43 g/L, ACR 1 287.3 mg/g;抗核抗体S1 100+, C3 0.483 g/L, C4<0.066 g/L。乙肝5项:HBsAb(+), HBcAb(+), HBeAb(+)。予黄葵、肾炎康复片等护肾治疗。病程中患者偶有胸闷,夜间尚可平卧。现为进一步诊治收入院。患者自起病以来,精神可,食欲较差,大便如常,小便如前所述,睡眠欠佳,体重下降5 kg。

既往史:20年前曾患"肝炎",已治愈,具体不详;10年前曾有车祸撞伤史,行气管切开术、左膝关节骨折外固定、左髋部脓肿切开引流等,恢复可;否认高血压、糖尿病、心脏病等慢性病史。否认药物过敏史。

入院查体

T 36.8℃, P 80次/分, R 18次/分, BP 115/52 mmHg。神清,气平,精神可。对答切题。全身皮肤、黏膜未见黄染、浅表淋巴结未及肿大。双肺呼吸音清,未及明显啰音。HR 80次/分,心尖搏动左移,心律齐,未闻及明显杂音。腹软,无压痛,无肿块。双下肢Ⅱ度水肿,有散在红色瘀点、瘀斑(图4-1)。

辅助检查

24小时尿蛋白总量(2016 - 10 - 10):940.5 mg。尿常规:尿蛋白(PRO)100 mg/dl,红细胞(镜检)149.1个/HP,白细胞(镜检)11.2个/HP。尿微量蛋白:尿液视黄醇结合蛋白(RBP)12.10 mg/L, N-乙酰-β-D-葡萄糖苷酶(N-

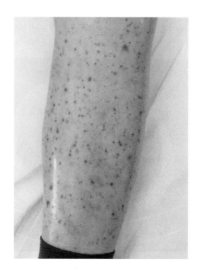

图4-1 患者双下肢红色瘀点、瘀斑

acetyl-β-D-glucosidase，NAG)22.60 U/L。尿微量白蛋白 665.00 μg/ml，尿 IgG 304.0 mg/L，尿转铁蛋白 17.2 mg/L，尿 α_1-微球蛋白 109.00 mg/L，尿 β_2-微球蛋白 6.55 mg/L。肾功能：BUN 27.50 mmol/L↑，Cre 502.5 μmol/L↑，尿酸 633.00 μmol/L。eGFR-EPIcr 10，EGFR-MDRD4 10。肝功能：Alb 26.3 g/L↓，ALT 22 U/L，AST 24 U/L，碱性磷酸酶(alkaline phosphatase，AKP)78 U/L，γ-谷氨酰转移酶(gamma glutamyl transferase，GGT)23.70 U/L。血常规：(2016-10-09) WBC $5.53×10^9$/L，N% 90.1%，Hb 59 g/L↓，PLT $82×10^9$/L↓。外周血异常细胞形态：异常红细胞形态检查轻度大小不均，中央浅染色区扩大，异常血小板形态检查全片观察血小板形态及分布未见明显异常。CRP 81.60 mg/L↑，ESR 55 mm/h。降钙素原 2.19 ng/ml。(2016-10-10) 2.07 ng/ml。静脉血气分析：pH 7.265，HCO_3^- 14.8 mmol/L↓。铁代谢：铁蛋白 453.80 μg/L↑，不饱和铁 10.20 μmol/L，铁 1.8 μmol/L↓，总铁结合力 12.00 μmol/L↓。磷钙镁、iPTH：PTH 90.2 pg/mL↑，镁 0.69 mmol/L，磷 2.08 mmol/L↑，钙 1.79 mmol/L↓。血轻链：κ 链/λ 链 1.43，κ 链 4.78 g/L，λ 链 3.34 g/L。尿轻链：λ 链 129.0 mg/L↑，κ 链 193.0 mg/L↑。免疫球蛋白：IgE 19.90 IU/ml，IgG 40.478 g/L，IgA 5.12 g/L，IgM 2.38 g/L；dsDNA：11.87 IU/ml。抗核抗体：核型核颗粒型，滴度1 1：80↑，滴度2 1：40↑，滴度3 阴性，余阴性。D-二聚体、出凝血系列：纤维蛋白降解产物 14.30 μg/ml，凝血酶时间(thrombin time，TT) 19.5 s，凝血酶原时间(prothrombin time，PT)10.90 s，纤维蛋白原(fibrinogen，Fib) 2.18 g/L，活化部分凝血活酶时间(activated partial thromboplastin time，APTT)26.5 s，国际标准化比值(international normalized ratio，INR)0.99，D-二聚体 1.30 μg/ml。心肌酶：肌钙蛋白 0.08 ng/mL↑，肌酸激酶 20 U/L↓。BNP 1 647.0 pg/mL↑，(2016-10-10) 2 097.0 pg/ml。补体：补体C3 0.26 g/L↓，补体C4 0.03 g/L↓。补体C1q：172.00 mg/L。RF 20.50 IU/ml。

未见明显异常检查包括：粪常规、血钠、血钾、血糖、血免疫固定电泳、ANCA 抗体、抗GBM 抗体、冷球蛋白。

心电图：窦性心律(HR 82 次/分)，左心室高电压。

泌尿系统超声：双肾损害图像，右肾肾盂分离，膀胱壁毛糙增厚伴小梁小房形成，双侧输尿管未见明显异常。

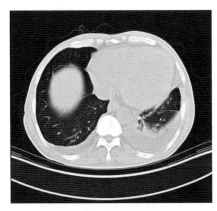

图 4-2 胸部 HRCT

腹部超声：肝右叶外形偏大，肝内回声增粗，肝内胆管结石，门静脉稍宽，胆囊壁毛糙增厚，脾大，胰腺未见明显异常。

血管超声：双侧肾动脉阻力指数增高，双侧肾静脉管腔通畅。双侧颈动脉内膜面毛糙，左侧颈动脉分叉处斑块形成。上下肢动静脉超声未见异常。

胸部 HRCT：两肺渗出、局部实变，两肺内散在纤维条索灶伴多发肺气囊，建议复查(图 4-2)。心影大，心包略增厚，心包上隐窝少许积液：心功能不全？请结合临床。左侧叶间裂及两侧胸腔积液。扫及腹水，脾大。

初步诊断

急性肾损伤；肾炎综合征；紫癜性肾炎可能；肺部感染；心功能不全Ⅱ级；胆内胆管结石。

诊断思路

患者为老年男性，以夜尿增多、双下肢皮疹伴红肿为主要表现，查体可见双下肢Ⅱ度水肿，有散在红色瘀点、瘀斑。血肌酐升高至 502 μmol/L，尿常规示尿蛋白增多，尿红细胞、白细胞增多。B超提示双肾损害图像，右肾肾盂分离。双侧肾动脉阻力指数升高，双侧肾静脉管腔通畅。心电图示左心室高电压。肺部 CT 示两肺渗出、局部实变。患者以"肾炎综合征、急性肾损伤"为主要特征，下一步还需要完善哪些检查？如何进行病因诊断与治疗？

根据引起急性肾损伤的病因进行分类，可分为肾前性、肾性（小球、小管、间质、血管）、肾后性。根据患者现病史、实验室检查结果可排除肾前性、肾后性因素引起的急性肾损伤。引起肾性急性肾损伤的因素里，需注意鉴别可同时引起肾炎与皮肤改变的病因，主要考虑紫癜性肾炎、风湿性疾病，较少见的原因有冷球蛋白血症、感染性心内膜炎相关肾损伤等，需进一步行肾活检以明确。注意本病患者同时存在肺部感染，原因待明确。

初步诊疗经过

患者入院后予吸氧、卧床休息、丙种球蛋白、输血、护胃、补钙、化痰、纠酸、利尿、促红细胞生成、营养支持等治疗，予左氧氟沙星感染。

入院后第 2 天早晨突发左上肢无力，肌力Ⅳ$^-$，神志清。晚上开始出现发热，热峰 38.3℃，伴畏寒、寒战，SpO$_2$ 96%，血培养示毗邻颗粒链菌生长。入院第 3 天起患者热退。

入院后第 4 天行右下肢深静脉置管，并于当晚行临时血透一次，历时 3 h，超滤 600 ml，过程中体温正常，血压可。当日开始使用甲泼尼龙 40 mg qd。

入院后第 6 天行肾脏穿刺。病程中患者每日尿量为 900～1 200 ml。

入院后第 8 天胸闷、腹胀明显较前加重，伴左上肢无力。查体：SpO$_2$ 97%（鼻导管吸氧 2 L/min），BP 127/51 mmHg，两肺呼吸音粗，左侧肺可闻及细湿啰音。心律齐，心尖搏动左移，未及明显杂音。双下肢散在瘀斑、瘀点。

进一步检查

心电图：短阵室速。肌钙蛋白（TnIA2）6.49 ng/ml，肌酸激酶 11.5 ng/ml，肌红蛋白 51.40 ng/ml。D-二聚体 2.11 μg/mL↑。头颅 CT：右侧侧脑室旁低密度灶。复查肺部 CT：两肺渗出、局部实变，两侧胸腔及左侧叶间裂积液，较入院时进展；两肺内散在纤维条索灶、肺气囊；心影增大，心包略增厚，心包上隐窝少许积液，纵隔、两腋下多发淋巴结；胸壁水肿；扫及腹水，脾大。腹部 CT（图 4-3）：上下腹部 CT 平扫左肾周少许出血，考虑穿刺后改变。右肾小结石。盆腹腔大量积液，腹壁皮下水肿。脾大，脾门区团片灶，可能是迂曲血管。肝脏小点状钙化灶。右侧髂静脉置管。心彩超（图 4-4）提示亚急性感染性心内膜炎：①二尖瓣赘生物形成，前叶脱垂，重度反流；②主动脉瓣赘生物形成，无冠瓣脱垂，重度反流；③三尖瓣重度反流；④肺动脉收缩压增高（推算肺动脉收缩压 69 mmHg），肺动脉增宽；⑤胸主动脉根部增宽；⑥全心增大；⑦左心室舒张功能减退。

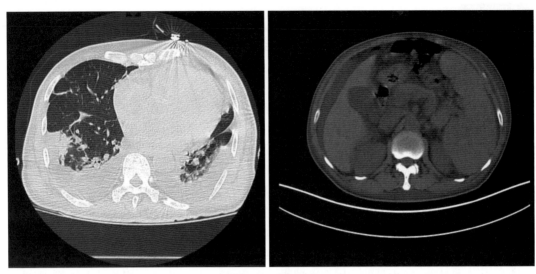

图 4-3　腹部 CT

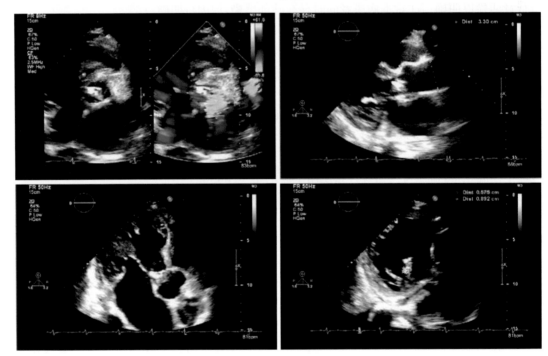

图 4-4　心脏彩超

肾活检报告如下。

荧光检查:共见 3 只肾小球,IgG(±),颗粒状,系膜区,弥漫分布;IgM(＋),颗粒状,系膜区,弥漫分布;C3(＋＋～＋＋＋),颗粒状,系膜区,弥漫分布;C1q(＋),颗粒状,系膜区,弥漫分布;κ(±～＋),颗粒状,系膜区,弥漫分布;λ(±～＋),颗粒状,系膜区,弥漫分布。光镜检查:镜下共见 14 只肾小球,多数小球系膜细胞和基质节段性轻度增多,5 只小球包氏囊内可见新月体形成,其中 2 只为大新月体,3 只为小新月体,新月体以成纤维细胞为主,2 只小球内可见节段性粘连硬化灶,重度小管间质病变,小管片状萎缩变性,部分小管代偿性扩张,多灶性小管上皮细胞空泡变性,刷状缘脱落,可见小管炎,另可见蛋白管型/红细胞管型,间质片状炎症纤维化,浸润细胞以单个核细胞为主,小动脉管壁节段性透明变性。病理诊断:根据免疫荧光,可考虑以 C3 沉积为主的肾小球肾炎。

治疗与转归

予万古霉素联合左氧氟沙星抗感染,低分子肝素抗凝,甲泼尼龙 40 mg qod 抗炎,辅以扩冠、调脂等治疗。

入院第 13 天开始出现胸闷、呼吸困难,咯粉红色泡沫痰,当日尿量约 400 ml。SpO_2 70%(面罩吸氧,7 L/min),BP 174/84 mmHg。呼吸急促,右肺呼吸音未闻及,左侧呼吸音粗,可闻及湿啰音。腹隆,双下肢水肿。

心电图:窦性心动过速,房性期前收缩,部分成对,左心室高电压,T 波低平。床边胸片(图 4-5):右肺弥漫渗出伴右侧胸腔积液,左下肺渗出并左下胸膜反应。予以无创辅助通气,继续抗感染治疗,停用激素,转入心外科。

入院后第 23 天行气静全麻下二尖瓣机械瓣＋主动脉瓣机械瓣置换＋三尖瓣成形＋赘生物清除术。术中见:二尖瓣及主动脉瓣瓣叶上有大量赘生物形成,最大直径约 1 cm,致瓣膜关闭不全;三尖瓣瓣环扩大,瓣叶对合不良,致关闭不良。术后患者胸闷气促明显好转,无发热、咳痰等不适,氧饱和度可,尿量、血压可。

患者出院后 9 个月来院随访,复查血肌酐 76.9 μmol/L,24 小时尿蛋白 0.632 g,血常规正常。

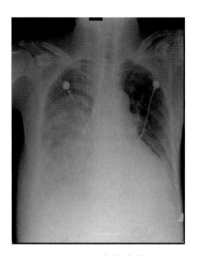

图 4-5 床旁胸片

讨论与分析

感染性心内膜炎(infective endocarditis, IE)是指心内膜表面感染,通常是指 1 个或多个心脏瓣膜感染或心内装置感染。IE 的临床表现因人而异,可为急性、快速进展性感染,或者为伴低热和非特异性症状的亚急性或慢性疾病。IE 的最常见表现为发热(见于多达 90% 的患者),常伴有畏寒、厌食和体重减轻,其他常见症状包括不适、头痛、肌痛、关节痛、盗汗、腹痛和呼吸困难。相对少见但高度提示 IE 的临床表现包括:Janeway 病损——手掌和足底无压痛的红色斑疹;欧氏小结——有压痛的皮下紫色结节,最常出现在指/趾腹,也可能出现在大鱼际或小鱼际;Roth 斑——视网膜渗出性、水肿出血性病变,伴白色中心。约 85% 的患者可闻及心脏杂音。其他支持性体征包括瘀点或裂片形出血等皮肤表现,以及脾大。IE 可伴有多种由脓毒性栓塞导致的全身性并发症,可能与局部血栓形成、出血、感染和(或)免疫反应有关。感染性心内膜炎可以并发症为首发表现。常见的并发症有:心脏并发症(瓣膜关闭不全、心力衰竭等);神经系统并发症(栓塞性脑卒中、脑内出血、脑脓肿等);脓毒性栓子(肾脏、脾脏及其他器官梗死);合并右心心内膜炎的患者可能发生脓毒性肺栓子;转移性感染(椎骨骨髓炎、化脓性关节炎、脾或腰肌脓肿等);全身性免疫反应(常见肾小球肾炎)。

感染性心内膜炎相关性肾病多表现为:细菌感染相关的免疫复合物介导肾小球肾炎

(glomerulonephritis，GN)、脓毒性栓子所致肾梗死以及肾皮质坏死。最常见的临床表现是急性肾损伤，血尿。少数患者会出现急性肾炎综合征或肾病综合征。53%的患者有C3补体降低，部分患者有C4补体降低，表明补体替代途径激活。1/3的患者可检出ANCA，部分患者还可检出类风湿因子、抗GBM自身抗体。在没有抗生素的时代，免疫复合物介导的肾脏疾病常伴发于IE，但现在已不常见，尤其是对于感染被早期发现并治疗的患者。IE相关GN中最常见的病原体是金黄色葡萄球菌，占56%，其次是链球菌，较少见的病原体包括汉赛巴通体、贝纳柯克斯体、人心杆菌和兼性双球菌。感染性心内膜炎相关肾小球肾炎的治疗主要是抗感染治疗。经验性治疗应覆盖链球菌、肠球菌和甲氧西林敏感型和耐药型葡萄球菌。对于大多数患者，万古霉素是一种恰当的初始治疗用药选择，其用法为一次15~20 mg/kg，每8~12小时一次，一次不超过2g。大多数IE患者在开始进行恰当抗生素治疗后3~5日或会退热。金黄色葡萄球菌心内膜炎患者的改善较慢，在治疗开始5~7日后仍发热。右心心内膜炎合并脓毒性肺栓子的患者发热时间可能更长。对于IE相关瓣膜功能不全(通常为主动脉瓣或二尖瓣关闭不全)导致心衰症状或体征的患者，推荐早期瓣膜手术。严重瓣膜功能不全导致心衰患者的手术获益最大。最好在心衰症状和体征出现时立即进行手术。其他需早期行瓣膜手术的情况有：感染瓣周扩散伴有瓣环或主动脉脓肿、破坏性穿透病变(如瘘管)和(或)心脏传导阻滞者；难治性病原体感染的IE患者；难治性病原体包括真菌和多重耐药微生物感染者，如铜绿假单胞菌和耐万古霉素肠球菌；持续性感染者。

最终诊断

亚急性感染性心内膜炎；感染性相关性肾小球肾炎；急性肾损伤；菌血症；急性冠脉综合征；心功能不全，Ⅲ~Ⅳ级；肺部感染；脑梗死；心律失常(短阵室速)。

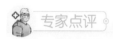 专家点评

尽管100年前就有心内膜炎导致的肾脏损害报道，但感染性心内膜炎相关性肾小球肾炎作为一种相对少见的疾病，容易被忽视，尤其在抗生素应用较为及时的患者中。过去认为感染性心内膜炎相关性肾小球肾炎与栓塞相关，后来明确80%病例存在局灶、节段及弥漫性肾小球肾炎，伴有内皮细胞增生和炎细胞浸润。其发病主要是由于细菌感染相关的免疫复合物介导。主要治疗方案为抗感染，对于有适应证的患者，应考虑早期行瓣膜手术。近年来，感染性心内膜炎相关性肾小球肾炎有从年轻患者向老年患者迁移的倾向。本病例是一例以急性肾损伤、肾炎综合征为主要症状的老年男性患者，在病因诊断方面较为困难，值得借鉴。

病例提供者：陈雅

点评专家：张敏芳

参考文献

[1] BOILS CL，NASR SH，WALKER PD，et al. Update on endocarditis-associated glomerulonephritis [J]. Kidney Int，2015，87(6)：1241-1249.

［2］ CONLON PJ，JEFFERIES F，KRIGMAN HR，et al．Predictors of prognosis and risk of acute renal failure in bacterial endocarditis［J］．Clin Nephrol，1998，49(2)：96－101．

［3］ MAJUMDAR A，CHOWDHARY S，FERREIRA MA，et al．Renal pathological findings in infective endocarditis［J］．Nephrol Dial Transplant，2000，15(11)：1782－1787．

病例5 尿泡沫增多伴有双下肢水肿——急性肾损伤？

主诉

男性，46岁。尿泡沫增多伴水肿2周。

病史摘要

现病史：患者于入院2周前起无明显诱因出现尿泡沫增多伴有双下肢水肿，无尿频、尿急、尿痛，无尿色加深及尿量减少，无胸闷、气促及恶心、呕吐，无皮疹，关节痛及光敏、脱发，无口腔溃疡，无皮肤紫癜。2018年4月9日于外院就诊，查24小时尿蛋白定量9.09g，Cre 143 μmol/L，尿酸516 μmol/L，BUN 13.4 mmol/L，血白蛋白12 g/L，胆固醇13.28 mmol/L，TG 6.23 mmol/L。胸部CT提示前上纵隔病变，纵隔多发淋巴结。外院给予开同、尿毒清等治疗，患者泡沫尿无明显好转，现为求进一步诊治收治入我院肾脏科病房。

既往史：平素身体健康，否认高血压、冠心病、糖尿病病史。否认传染病史。否认手术外伤史。否认输血史。预防接种史：不详。过敏史：无。

个人史：出生并长期生长于上海，否认疫水、疫区接触史，吸烟史10余年，10～20支/天，饮酒史10余年。

家族史：父亲有胸腺瘤病史。

入院查体

T 36.9℃，P 79次/分，R 18次/分，BP 132/83 mmHg。神志清，平卧位，呼吸平，精神可。双肺呼吸音清，未及干、湿啰音及哮鸣音。HR 79次/分，律齐，各瓣膜区未及杂音，心浊音界基本正常。腹平软，腹部未及包块，全腹无压痛，无反跳痛，肝、脾肋下未及，移动性浊音（－），腰骶部压陷性水肿。四肢活动正常，双下肢Ⅱ度水肿。病理征阴性。

辅助检查

24小时尿蛋白总量：27 g。尿常规：尿蛋白（＋＋＋＋），红细胞5.6个/HP，白细胞3.3个/HP。尿微量蛋白：微量白蛋白14 600.00 μg/ml，IgG 980.0 mg/L，转铁蛋白770.0 mg/L，α_1-微球蛋白169.00 mg/L，β_2-微球蛋白8.46 mg/L。肾功能：Cre 217.5 μmol/L，BUN 10.20 mmol/L，尿酸424.00 μmol/L。eGFR 24 ml/(min·1.73 m^2)。血浆白蛋白：16.8 g/L。肝功能：正常。血脂：TC 6.15 mmol/L，TG 7.89 mmol/L，LDL-C 4.27 mmol/L。出凝血：正常。D-二聚体0.64 μg/ml；ESR 74 mm/h。未见明显异常检验包括：血常规、CRP、

PCT、钙、磷、PTH、CK、TNI、BNP、ALT、AST、总胆红素(total bilirubin，TBil)、直接胆红素(direct bilirubin，DBil)、血糖、电解质、静脉血气。

泌尿系统超声：右肾 122 mm×48 mm，左肾 129 mm×60 mm。肾实质回声稍强，肾实质与集合系统分界清。

肾脏血管 B 超：未见异常。

外院胸部摄片＋CT：前上纵隔病变，纵隔多发淋巴结，双肺慢性炎症，纤维灶。双侧胸腔少量积液，如图 5-1 所示。

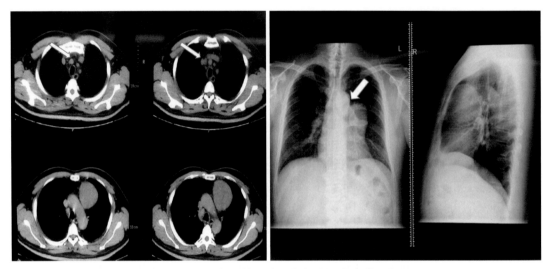

图 5-1 CT 提示前上纵隔病变，纵隔多发淋巴结

初步诊断

肾病综合征；急性肾损伤；纵隔病变待查。

诊断思路

患者为中年男性，主诉为"尿泡沫增多伴水肿 2 周"，实验室检查表现为大量蛋白尿、低白蛋白血症及高脂血症，提示肾病综合征。患者肾功能急性进行性减退，入院后血肌酐较入院前血肌酐升高＞50%，考虑合并急性肾损伤。目前患者肾病综合征合并急性肾损伤诊断明确。另，患者 CT 检查显示前上纵隔病变、纵隔多发淋巴结，下一步还需要完善哪些检查进行病因诊断与治疗？

肾病综合征按病因可分为原发性和继发性两大类。必须首先排除继发性病因后才能诊断为原发性肾病综合征。患者为中年男性，需进行鉴别诊断的继发性病因主要包括以下几点。

（1）糖尿病肾病：常见于糖尿病病程 10 年以上的糖尿病患者，主要表现为蛋白尿，伴特征性的眼底改变，该患者既往无糖尿病病史，血糖正常，故可排除。

（2）肾淀粉样变性：原发性淀粉变性主要累及心、肾、消化道(包括舌)、皮肤和神经；继发性淀粉样变性常继发于慢性化脓性感染、结核、恶性肿瘤等疾病，主要累及肾、肝和脾等器官。肾脏受累时体积增大,常表现为肾病综合征。需行肾脏病理活检明确,肾组织刚果红染色淀粉样物质呈砖红色,偏光显微镜下呈绿色双折射光。

(3) 肿瘤相关性肾病:肿瘤患者是肾脏病的高危人群,好发于中老年人,肿瘤和肾脏病的临床表现时间密切相关,肿瘤缓解或完全去除后,肾脏病也得到控制。常见引发肾脏病的肿瘤包括血液系统的肿瘤,肺、胃肠道、乳腺、妇科肿瘤,以及甲状腺、肾上腺、胸腺瘤、皮肤恶性肿瘤等。该患者父亲有胸腺瘤病史,CT 检查提示前上纵隔病变、纵隔多发淋巴结,暂不能排除肿瘤相关性肾病综合征,需进一步行 PET/CT、肿瘤标志物、心脏彩超等检查明确。

(4) 免疫相关性肾病:ANCA 相关性血管炎肾损害常伴有发热、疲乏、关节肌肉疼痛和体重下降等非特异性全身症状,实验室检查 ANCA 阳性,CPR 升高、ESR 加快;狼疮性肾炎以育龄期女性多见,常有光过敏、盘状红斑、关节痛等多系统损害表现,血清抗核抗体、抗dsDNA 抗体、抗 SM 抗体阳性,补体 C3、C4 降低,肾活检免疫病理呈现"满堂亮"表现。故该患者需进一步行自身免疫相关抗体、补体及肾活检病理等检查来明确。

(5) 病毒相关性肾病:常见为乙肝病毒相关性肾炎,其主要诊断标准包括血清乙肝病毒抗原阳性、伴有肾小球肾炎临床表现、肾活检组织中找到乙肝病毒抗原。该患者否认乙肝等传染病史,需进一步行病毒学相关指标检查来排除。原发性肾病综合征可表现为不同的病理改变,常见的有微小病变型肾病、系膜增生性肾小球肾炎、局灶节段性肾小球硬化、膜性肾病和系膜增生性肾小球肾炎。需进一步行肾脏穿刺病理活检术明确病理诊断。

进一步检查

免疫球蛋白:4.1 g/L,余未见异常。自身抗体:IFANA、ENA、ACL、抗核小体抗体、ANCA、GBM、RF、CCP、GPI 未见异常;dsDNA 9.53 IU/ml(核医学)、31.15 IU/ml(ELISA);补体 C3、C4 未见异常;免疫固定电泳未见异常;血、尿轻链未见异常。肿瘤标志物:CYFRA21 - 1 3.87 ng/ml,NSE 17.06 ng/ml,余未见异常。病毒学指标:HBV、HCV、HEV、HIV、TPPA 均为阴性。

心脏彩超:静息状态下超声心动图未见明显异常,另见纵隔占位:两大血管左前方可见一巨大低回声团块,心脏运动时,与团块相对运动良好。

PET/CT:①左侧前上纵隔软组织团块影伴 FDG 代谢轻度增高(6.2 cm×8.5 cm,$SUV_{max}=2.9$),考虑肿瘤占位性病变,胸腺瘤可能;建议结合增强 CT。纵隔及右侧肺门多发淋巴结($SUV_{max}=5.7\sim9.2$),不排除转移可能。②左肺舌叶少许条索灶,双侧胸腔少量积液,左下肺部分肺组织膨胀不全,支气管囊肿可能。③右侧上颌窦慢性炎症改变,双侧颈部淋巴结炎性增生。④胃窦部胃壁增厚,全胃壁 FDG 代谢弥漫性增高($SUV_{max}=4.3\sim5.8$),考虑炎症可能,建议胃镜检查。胆囊结石。⑤盆腔少量积液,双侧胸背部、腰背部、臀部及双下肢皮下水肿。⑥轻度脑萎缩改变。

肾组织病理检查如下。

(1) 荧光检查:镜下共见 4 只肾小球,IgG(-),IgA(-),IgM(-),补体 C3(-),补体 C1q(-),κ 轻链(-),λ 轻链(-)。

(2) 光镜检查:镜下共见 19 只肾小球,其中 1 只小球呈球性硬化,余个别小球系膜细胞和基质节段性轻度增多,重度小管间质病变,小管多灶性空泡变性,多灶性小管上皮细胞扁平,较多蛋白管型,间质多灶性和散在炎症细胞浸润,小动脉内膜节段性轻度增厚。

（3）电镜检查:足突广泛融合,系膜细胞和基质未见明显增多,基底膜未见明显异常,未见明显电子致密物。

诊断:①肾小球病变轻微;②急性小管间质病变(图5-2)。

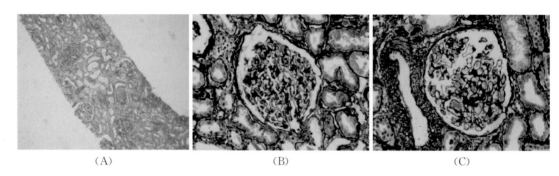

| (A) | (B) | (C) |

图5-2　肾活检病理提示肾小球病变轻微、急性小管间质病变

患者2018年5月3日于我院胸外科行VATS纵隔肿瘤切除术(剑突下);术中见前纵隔肿瘤,以实性成分为主,直径约8 cm,如图5-3所示。

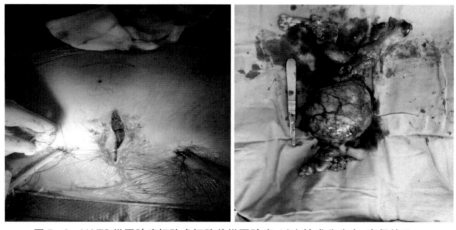

图5-3　VATS纵隔肿瘤切除术切除前纵隔肿瘤,以实性成分为主,直径约8 cm

肿瘤病理:"前纵隔肿瘤"肿瘤细胞 CK19(＋)、CD117(－)、Ki-67 阳性率 3%、E-cadherin(＋)、CD20 灶(＋)、CD99(＋)、p53 散在(＋),间质见 CD3、CD5、CD1a 阳性的淋巴细胞,结合 HE,符合 A 型胸腺瘤。

治疗与转归

2018年4月27日起给予甲泼尼龙 40 mg/d,辅以奥美拉唑(40 mg/d)、阿法骨化醇(0.25 μg/d)、低分子肝素(2 000 U/d)、包醛氧淀粉(1 包/d)、阿托伐他汀(20 mg/d)、丙种球蛋白(10 g×5 d)、注射用胸腺法新(1.6 mg biw)治疗,间断补充人血白蛋白、托拉塞米利尿。相关指标变化如图5-4～图5-9所示。

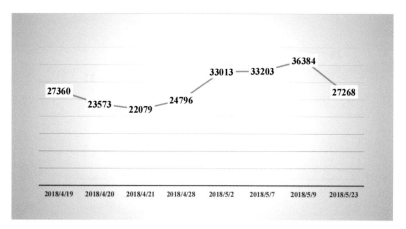

图 5-4　24 小时尿蛋白定量(mg)

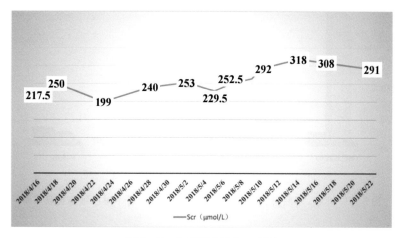

图 5-5　血肌酐水平(μmol/L)

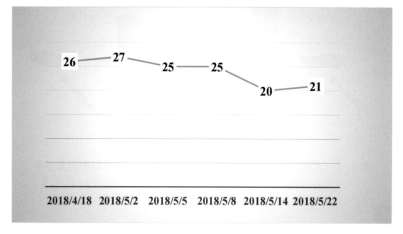

图 5-6　血清白蛋白水平(g/L)

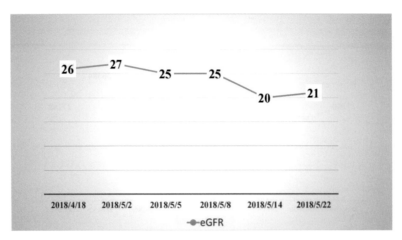

图 5‑7　肾小球滤过率水平

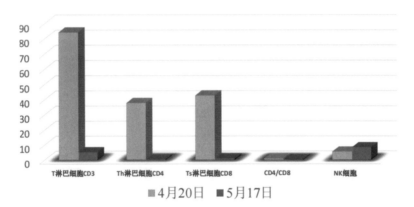

图 5‑8　术前、术后淋巴细胞亚群百分比变化,术后 T 淋巴细胞显著下降

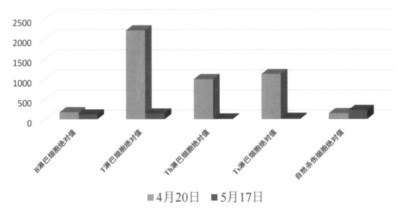

图 5‑9　术前、术后淋巴细胞绝对值变化,术后 T 淋巴细胞显著下降

● 讨论与分析

　　随着肿瘤发病率的增加,肿瘤相关性肾病的发生率也日益增长。肿瘤相关性肾病是继

发于肿瘤的肾脏病变,其可通过多种机制引发肾脏损伤:①肾脏肿瘤直接浸润肾脏或肾外肿瘤通过转移累及肾脏导致肾脏损伤;②肿瘤引起的异常免疫反应,如产生各种细胞因子、形成免疫复合物等,诱发肾脏损害;③肿瘤代谢引起的肾脏损害,如最常见的溶瘤综合征;④肿瘤治疗引发的肾脏损伤,常用的化疗、放疗及靶向治疗药物均可引起肾脏损伤;⑤肿瘤患者消耗过度,常伴有营养不良、有效循环血容量降低,导致肾脏灌注减少而引发肾损伤。引发肾脏疾病的肿瘤主要分为两大类:非实体肿瘤和实体肿瘤。胸腺瘤是最常见的前上纵隔实体肿瘤,占成人所有纵隔肿瘤的 20%～40%。根据 2004 年 WHO 组织病理分型,将胸腺瘤分为以下类型:A 型胸腺瘤,即髓质型或梭形细胞胸腺瘤;AB 型胸腺瘤,即混合型胸腺瘤;B 型胸腺瘤,包含 3 个亚型,即 B1 型胸腺瘤(富含淋巴细胞的胸腺瘤、淋巴细胞型胸腺瘤、皮质为主型胸腺瘤或类器官胸腺瘤)、B2 型胸腺瘤(皮质型胸腺瘤)、B3 型胸腺瘤(上皮型、非典型、类鳞状上皮胸腺瘤或分化好的胸腺癌);C 型胸腺瘤,即胸腺癌,组织学上此型较其他类型的胸腺瘤更具有恶性特征。胸腺瘤与多种自身免疫性疾病有关,常伴有重症肌无力、系统性红斑狼疮、红细胞再生障碍和寻常性天疱疮等副瘤综合征,因此胸腺瘤患者常出现严重的 T 细胞失调,而 T 细胞调节异常可能是胸腺瘤相关的肾小球肾炎的主要发病机制之一。据报道,胸腺瘤相关肾小球疾病的患病率约为 2%。微小病变肾病(minimal change disease,MCD)是与胸腺瘤相关的、最常见的肾小球肾炎,其次是膜性肾病、局灶性节段性肾小球硬化(focal segmental glomerular sclerosis,FSGS)、急进性肾小球肾炎(rapidly progressive glomerulonephritis,RPGN)和狼疮性肾炎。研究显示,胸腺瘤相关膜性肾病的发病机制与其他实体瘤相关导致的肾病相似,而胸腺瘤相关的 MCD 可能与胸腺瘤切除后持续性 T 细胞功能障碍有关。2005 年,Karras 等观察到胸腺瘤相关膜性肾病与胸腺瘤相关的 MCD 有不同的临床表现。在组织学上,胸腺瘤可分为上皮性肿瘤和淋巴细胞主导型肿瘤。膜性肾病往往与上皮性占优势的胸腺瘤有关,常与新发或复发胸腺瘤同时被诊断,通常在肿瘤切除后痊愈。而 MCD 倾向于与淋巴细胞为主的胸腺瘤相关,通常在肿瘤切除后被诊断出来,对激素治疗的反应相对较好,完全和部分缓解率为 60%。

肿瘤相关性肾病的治疗首先要治疗原发病,大部分肾脏病在肿瘤完全切除或有效治疗后会得到一定程度上的缓解。胸腺瘤的治疗是基于临床分期的治疗模式:对于Ⅰ期,即肿瘤局限在胸腺内,肉眼及镜下均无包膜浸润胸腺瘤,单纯手术切除即可;对于Ⅱ期,即肿瘤镜下超出胸膜包膜(Ⅱa)或侵犯邻近脂肪组织但未侵犯至纵隔胸膜(Ⅱb)的胸腺瘤,需手术切除加术后放疗;对于Ⅲ期,即胸腺瘤侵犯邻近组织或器官,包括心包、肺及大血管,给予放化疗与手术相结合的综合治疗;对于Ⅳa 期胸腺瘤,即肿瘤广泛侵犯胸膜和(或)心包的治疗同Ⅲ期;而Ⅳb 期即肿瘤扩散到远处器官的胸腺瘤治疗以化疗为主。在治疗肿瘤的过程中需警惕放化疗、靶向药物以及免疫调节药物对肾脏的损害,同时注意维持水、电解质、酸碱平衡,以及溶瘤综合征的预防与治疗。对于胸腺瘤合并的 MCD,大部分患者为激素敏感型,可通过激素治疗控制。对于激素抵抗型病例,目前尚无特异的治疗方案。

最终诊断

纵隔肿瘤(A 型胸腺瘤);肾病综合征,急性肾损伤;肾小球病变轻微,重度小管间质病变。

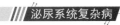

◆ 专家点评 ◆

　　胸腺瘤与自身免疫紊乱密切相关,常伴有重症肌无力,也可能伴有各类粒细胞减少症、红细胞发育不良、低丙种球蛋白血症、胶原血管病等副瘤综合征。肾脏累及方面,MCD 是胸腺瘤最常见的肾小球肾炎,胸腺瘤 T 细胞功能失调可能与肾小球肾炎发病机制相关。

　　肿瘤相关性肾病在肿瘤患者中有着较高的发生率,其发病机制复杂、病理类型及临床表现多样,应在临床工作中引起足够的重视,应早期诊断、积极治疗,从而提高肿瘤相关性肾病患者的生存率。MCD 是胸腺瘤合并肾病的常见病理类型,大多数胸腺瘤合并MCD 患者对激素敏感,但也存在激素抵抗型病例,目前尚缺乏特异的治疗方案。

病例提供者:沈剑箫

点评专家:王玲

参考文献

［1］ CAMBIER JF, RONCO P. Onco-nephrology: glomerular diseases with cancer[J]. Clin J Am Soc Nephrol, 2012, 7(10): 1701 - 1712.

［2］ LIEN YH, LAI LW. Pathogenesis, diagnosis and management of paraneoplastic glomerulonephritis [J]. Nat Rev Nephrol, 2011, 7(2): 85 - 95.

［3］ HOR JY, LIM TT, CHENG MC, et al. Thymoma-associated myasthenia gravis and LGI1 - encephalitis, with nephrotic syndrome post-thymectomy[J]. J Neuroimmunol, 2018, 317:100 - 102.

病例6 双下肢红色皮疹伴尿泡沫增多 1 个月余
——肾病综合征为何再发腹痛?

主诉

双下肢红色皮疹伴尿泡沫增多 1 个月余。

病史摘要

　　现病史:患者,男,17 岁。2016 年 3 月因腹痛于当地医院诊断为"消化道穿孔、肠梗阻",行小肠穿孔修补术。术后反复出现腹腔感染。至 2016 年 6 月,患者开始出现双下肢红色皮疹,伴有黑便,粪隐血阳性,转至我院消化科。查尿常规:红细胞 5～7 个/HP,蛋白(＋＋＋),24 小时尿蛋白 11.2 g,血肌酐 45 μmol/L。予以泼尼松 40 mg/d 治疗,并转至我科。

　　个人史:无殊。

婚育史:未婚。

家族史:无。

入院查体

体温36.7℃,神志清,气平。巩膜无黄染,四肢及躯干皮肤可见多发紫癜,压之不褪色。浅表淋巴结未及肿大。HR 80 次/分,律齐,BP 99/52 mmHg。双肺呼吸音清,未及啰音。腹部平软,右下腹见手术瘢痕,中上腹轻压痛,未及包块,肝、脾肋下未及,肾区无叩痛。双下肢不肿。

辅助检查

血常规:WBC 11.83×10⁹/L, N% 70.9%, Hb 105 g/L, PLT 301×10⁹/L。

网织红细胞百分比3.72%;ESR 12 mm/h。

尿常规:蛋白(+++),红细胞30～35个/HP,白细胞未查见。

24小时尿蛋白定量:10.7 g/24 h。

尿微量蛋白系列:IgG 347 mg/L,转铁蛋白 370 mg/L,白蛋白 5 880 mg/L,α_1-微球蛋白 27 mg/L,β_2-微球蛋白 0.458 mg/L。

粪常规+OB:(−)。

肝肾功能:Alb 28.4 g/L, Glb 22.5 g/L, ALT 10 IU/L, AST 10 IU/L,乳酸脱氢酶(lactate dehydrogenase, LDH)115 U/L, TBil 3.6 μmol/L, DBil 1.4 μmol/L, BUN 4.48 mmol/L, Cre 42 μmol/L, UA 260 μmol/L。

血脂:TG 0.93 mmol/L, TC 5.68 mmol/L, HDL-C 1.63 mmol/L, LDL-C 3.4 mmol/L。

电解质:钠 140 mmol/L,钾 3.96 mmol/L,氯 103 mmol/L,钙 2.18 mmol/L,磷 1.65 mmol/L,镁 0.8 mmol/L。

炎症指标:高敏CRP<0.165 mg/L, PCT 0.11 ng/ml。

免疫固定电泳:未见单克隆条带。

甲状腺功能及肿瘤标记物:均正常。

风湿指标:抗核抗体、ANCA、抗GBM抗体、类风湿因子(−)。

传染病指标:HBV、HCV、RPR、HIV(−)。

心电图:窦性心律,左心室高电压。

腹部B超:肝脏、胆囊、胰腺、脾脏、肾脏未见明显异常;双侧肾动脉流速曲线正常、阻力指数正常,双侧肾静脉流速未见异常改变。

心脏彩超:少量心包积液。

胸部HRCT:两肺未见明显活动性改变。

初步诊断

肾病综合征;过敏性紫癜;小肠穿孔修补术后。

治疗及转归

排除禁忌后于2016年7月5日行肾穿刺活检术,结果如下。

光镜检查:镜下可见 42 只肾小球,少数小球系膜细胞和基质节段性轻度增生,个别节段可见毛细血管内增生,6 只小球包氏囊内可见小新月体形成,新月体成分以细胞纤维性为主,2 只小球毛细血管袢与新月体粘连硬化,1 只小球可见节段硬化灶伴较明显足细胞帽,轻度小管间质病变,间质灶性炎症纤维化,小管灶性萎缩,小血管(一)。

荧光检查:IgA、κ、λ(++)系膜区、颗粒状、弥漫性分布。

病理诊断:可符合紫癜肾炎(局灶节段增生和硬化性病变伴新月体形成)。

治疗方案:泼尼松 50 mg+吗替麦考酚酯 0.5 g bid。

治疗效果如表 6-1 所示。

表 6-1 患者治疗效果

日期	泼尼松(mg)	吗替麦考酚酯(g)	24 小时尿蛋白(mg)	肌酐(μmol/L)	白蛋白(mmol/L)
2016.07	50	0.5 bid	9 143.4	46	22.8
2016.08	40	0.5 bid	4 858.0	47	29.9
2016.09	35	0.5 bid	3 055.5	53	35.6
2016.10	25	0.5 bid	727.1	57	35.8
2016.11	17.5	0.5 bid	545.4	63	38.9
2017.01	15	0.5 bid	124.3	63	40.6
2017.02	10	0.5 bid	89.4	/	/
2017.03	5	0.5 bid	68.6	/	/
2017.08	2.5	0.25 bid	59.5	/	/

日期	白细胞($\times10^9$/L)	血红蛋白(g/L)	血小板($\times10^9$/L)	谷丙转氨酶(U/L)	总胆红素(μmol/L)
2016.07	10.81	100	258	8	3.8
2016.08	10.75	114	230	10	5.1
2016.09	9.01	111	217	11	5.8
2016.10	9.27	129	152	14	9.3
2016.11	8.64	141	178	14	9.9
2017.01	7.58	132	189	10	9.5
2017.02	/	/	/	/	/
2017.03	/	/	/	/	/
2017.08	/	/	/	/	/

第二次入院

病情变化

2017 年 9 月患者出现左上腹痛,伴恶心、呕吐、畏寒、高热,体温 39.4℃,再次收治入院。

入院查体

体温 37℃,神志清,气平。巩膜无黄染,四肢及躯干皮肤未见皮疹。浅表淋巴结未及肿大。HR 82 次/分,律齐,BP 116/77 mmHg。双肺呼吸音清,未及啰音。腹部平软,右下腹见手术瘢痕,左上腹轻压痛,未及包块,肝、脾肋下未及,肾区无叩痛。双下肢不肿。

辅助检查

血常规:WBC $1.45×10^9$/L,N% 39.3%,M% 22.8%,Hb 121 g/L,PLT $13×10^9$/L。网织红细胞百分比 0.6%;ESR 28 mm/h;CRP 36.2 mg/L。

尿常规:蛋白(+),红细胞>100 个/HP,白细胞 2~4 个/HP。

24 小时尿蛋白定量:0.287 g。

尿微量蛋白系列:IgG 28.9 mg/L,转铁蛋白 4.41 mg/L,Alb 119 mg/L,$α_1$-微球蛋白 18.3 mg/L,$β_2$-微球蛋白 0.509 mg/L。

粪常规+OB:(-)。

肝功能:Alb 44.0 g/L,球蛋白 28.9 g/L,ALT 7 IU/L,AST 11 IU/L,LDH 130 U/L,TBil 14.1 $μ$mol/L,DBil 3.2 $μ$mol/L。

肾功能:BUN 3.62 mmol/L,Cre 62 $μ$mol/L,UA 317 $μ$mol/L。

血脂:TG 1.63 mmol/L,TC 2.89 mmol/L,HDL-C 0.81 mmol/L,LDL-C 1.7 mmol/L。

电解质:钠 138 mmol/L,钾 3.56 mmol/L,氯 101 mmol/L,钙 2.34 mmol/L,磷 1.27 mmol/L。

风湿指标:抗核抗体、ANCA(-)。

呼吸道病毒九联抗体:(-)。

肺部 HRCT+腹部 CT:两肺未见明显活动性改变。脾脏形态饱满,盆腔内部分小肠管壁可疑稍增厚(图 6-1)。

请血液科会诊后进一步检查如下。

外周血涂片:N% 5%,L% 8%,原幼细胞 86%,晚幼红细胞 1%;红细胞形态检查示,轻度大小不均,中央浅染区扩大;血小板形态及分布无明显异常。

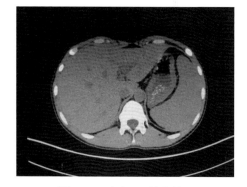

图 6-1　患者 CT 检查结果

骨髓涂片:骨髓增生程度正常,巨核细胞可见,血小板成堆可见;粒系占 56%,各阶段细胞均可见,其中早幼粒细胞占 3%;红系占 28.5%,以中晚幼红细胞为主;成熟淋巴细胞占 10.5%;成熟单核细胞占 5%。符合急性早幼粒细胞白血病诊断。

染色体核型分析:46,XY,t(15;17)(q22;q21)[18]/46,XY[2]。

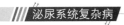
骨髓病理:骨髓组织增生极度活跃,造血组织90%,脂肪组织10%,幼稚细胞片状分布,粒、红二系散在少见,巨核细胞2个/mm^2。酶标示符合髓性白血病。

脾脏病理:脾脏示髓性白血病细胞浸润、累及伴出血。

治疗方案

患者入院第2天即停用泼尼松及吗替麦考酚酯,予重组人粒细胞刺激因子注射液升白细胞,头孢哌酮钠舒巴坦钠抗感染治疗,并预约血小板。

病情变化

入院后第3天凌晨患者腹痛加重,伴黑矇。查体:HR 120次/分,BP 78/50mmHg,腹肌紧张,左上腹及中上腹压痛,反跳痛不明显。血常规:WBC 12.27×10^9/L,N% 30.5%,Hb 60g/L,PLT 8×10^9/L。腹部CT:脾脏包膜下血肿,脾脏密度欠均匀,脾周及腹盆腔积液/血。

后续治疗

普外科会诊后即刻行脾脏切除术。

反式维A酸+砷剂诱导缓解:反式维A酸+伊达比星方案化疗3次。

随访结果

2018年3月,血常规:WBC 5.32×10^9/L,N% 58%,Hb 104g/L,PLT 276×10^9/L,网织红细胞百分比1.52%。尿常规:蛋白(−),红细胞未查见,白细胞0~1个/HP。肾功能:BUN 3.63mmol/L,Cre 36μmol/L,UA 311μmol/L。

讨论与分析

紫癜性肾炎属于自身免疫性疾病,自身免疫性疾病继发急性早幼粒细胞白血病的病例并不多见;同时自身免疫性疾病继发骨髓恶性肿瘤的病理机制不明,可能与疾病本身异常炎症因子刺激有关,也可能与长期细胞毒药物及免疫调节药物使用有关;既往文献报道此类药物增加实体肿瘤及淋巴瘤风险,但与骨髓恶性肿瘤的关系未被报道;有研究指出硫唑嘌呤使用后发生骨髓恶性肿瘤的风险是对照组7倍,但因潜伏期长短不一及样本量小,无法明确药物是否具有致髓系肿瘤的高风险性。

免疫抑制药物使用后肿瘤发生率上升的假设:免疫抑制药物干扰了正常的肿瘤监察机制;免疫抑制药物增加了致肿瘤病毒感染的概率。

一篇回顾性研究报道了31例恶性肿瘤相关过敏性紫癜,其中94%为男性,平均年龄60岁,61%为实体肿瘤,55%在诊断肿瘤1个月内出现过敏性紫癜表现。主要肿瘤:肺癌8例,前列腺癌5例,多发性骨髓瘤5例,非霍奇金淋巴瘤3例。

一项临床研究表明,血管炎合并恶性肿瘤的发生率预计为2.5%~5%;在血管炎所有类型中,髓系增殖性肿瘤及淋巴增殖性肿瘤的发生率3~5倍于实体肿瘤,实体肿瘤常与HSP相关;建议对于未发现明显诱发原因的HSP成年患者,尤其是老年男性,需排查潜在的肿瘤。

最终诊断

急性早幼粒细胞细胞白血病;脾破裂,脾切除术后;过敏性紫癜,紫癜性肾炎,慢性肾脏病1期;小肠穿孔修补术后。

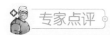 **专家点评**

对于长期使用免疫抑制剂的患者,除了需要关注其常见的不良反应之外,还要注意对继发性肿瘤的排查。尤其是出现血细胞改变,且停药后血细胞恢复不明显的患者,需考虑血液系统肿瘤的可能。

过敏性紫癜可以作为恶性肿瘤副瘤综合征的表现之一,尤其对于老年男性患者,需排除潜在的肿瘤可能。

过敏性紫癜患者出现腹痛时应注意鉴别诊断,除过敏性紫癜的腹部表现外,也应仔细鉴别其他急腹症。

病例提供者:鲁嘉越
点评专家:任红

参考文献

[1] CHONG VH. Autoimmune thyroiditis and delayed onset psoriasis in association with combination therapy for chronic hepatitis C infection[J]. Singapore Med J, 2011, 52(2): e20-22.

[2] LAI CP, CHANG CC, CHUNG CY, et al. Unusual acute promyelocytic leukemia following de novo renal transplant: case report and literature review[J]. Clin Nephrol, 2011, 75 (Suppl 1): 27-31.

[3] SILVERGLEID AJ, SCHRIER SL. Acute myelogenous leukemia in two patients treated with azathioprine for nonmalignant diseases[J]. Am J Med, 1974, 57(6): 885-888.

[4] ZURADA JM, WARD KM, GROSSMAN ME. Henoch-Schönlein purpura associated with malignancy in adults[J]. J Am Acad Dermatol, 2006, 55(5 Suppl): S65-70.

[5] MITSUI H, SHIBAGAKI N, KAWAMURA T, et al. A clinical study of Henoch-Schönlein Purpura associated with malignancy[J]. J Eur Acad Dermatol Venereol, 2009, 23(4): 394-401.

病例7 癫痫病史8年,双下肢水肿伴泡沫尿1个月,右侧腰痛半个月余——肾病综合征如何合理用药?

主诉

双下肢水肿伴泡沫尿1个月,右侧腰痛半个月余。

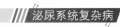
病史摘要

现病史:男,26岁。1个月前无诱因出现双下肢凹陷性水肿,夜尿增多,小便泡沫较多,于深呼吸、运动时感觉右侧腰部隐痛,自测体重较前增加10 kg,无明显尿频、尿急、尿痛及肉眼血尿,无光敏、脱发及关节痛,无皮肤紫癜、腹痛、黑便。3天前于我院查24 h尿蛋白7.8 g,Cre 83 μmol/L,EGFR-EPI 108 ml/(min·1.73 m²),Alb 23.1 g/L,D-二聚体21.35 μg/ml。B超示下腔静脉及双侧肾静脉血栓形成,血管外科急会诊后建议行下腔静脉滤器植入术,家属选择保守治疗,予绝对卧床制动,低分子肝素钙抗凝。现为进一步诊治收入我科。患者食欲欠佳,睡眠可,大便通畅。

既往史:外院确诊癫痫病史8年,长期服用卡马西平片0.5 g bid、托吡酯片75 mg qd,小发作控制欠佳。否认糖尿病、高血压等病史。

入院查体

T 36.3℃,P 70次/分,R 17次/分,BP 117/70 mmHg。神清,气平,精神可,心律齐,各瓣膜区未闻及病理性杂音,双肺呼吸音低,未闻及明显干、湿啰音。腹软,无压痛、反跳痛,肾区叩痛(一),双下肢凹陷性水肿。

辅助检查

血常规:WBC $5.43×10^9$/L,N% 67.4%,RBC $4.39×10^{12}$/L,Hb 130 g/L,PLT $181×10^9$/L。

24 h尿总蛋白:7 840 mg/24 h。

尿常规:蛋白质300 mg/dl,红细胞15.2个/HP,白细胞3.1个/HP。

肾功能:Cre 83.0 μmol/L,BUN 3.80 mmol/L,UA 299.00 μmol/L,EGFR-EPI 108 ml/min。

肝功能:Alb 23.1 g/L,ALT 34.8 IU/L,AST 23.7 U/L,DBil 0.7 μmol/L,TBil 2.4 μmol/L。

血脂:TG 2.14 mmol/L,TC 10.37 mmol/L,HDL-C 1.19 mmol/L,LDL-C 8.81 mmol/L。

出凝血+纤溶系列:纤维蛋白降解产物50 μg/ml,TT 17.9 s,PT 11.8 s,Fib 3.70 g/L,APTT 25.1 s,INR 1.02,D-二聚体21.35 μg/ml。

下腔静脉+肾静脉B超:下腔静脉及双侧肾静脉血栓形成,双肾饱满,腹腔少量积液。扫及两侧胸腔积液。

初步诊断

肾病综合征;双肾静脉血栓;下腔静脉血栓;癫痫。

治疗及转归

1. 初始治疗方案
初始治疗方案如表7-1所示。

表 7-1 初始治疗方案

用药目的	药 物	用 法
降压、降蛋白	缬沙坦片	40 mg qd po
降脂	辛伐他汀片	40 mg qn po
抗凝	依诺肝素钠注射液	4 000 U q12 h ih
护胃	生理盐水 100 ml＋注射用奥美拉唑	40 mg qd ivgtt
抗癫痫	卡马西平片	500 mg bid po
	托吡酯片	100 mg qd

2. 诊治经过

(1) 入院第 4 天(2019.12.12)。

症状、体征:患者今晨诉双下肢水肿较前加重,昨日尿量 1 600 ml。

辅助检查:尿液分析:PRO 500 mg/dL,红细胞 8.9 个/HP,白细胞 2.7 个/HP。

治疗方案如下。

停:辛伐他汀片 40 mg qn po。

予:环孢素片 75 mg bid po。

　　华法林片 2.5 mg qd po。

　　阿托伐他汀片 10 mg qn po。

(2) 入院第 6 天(2019.12.14)。

症状、体征:患者无腰痛,尿量 1 600 ml,昨日夜间小发作 1 次。

辅助检查如下。

静脉血气:pH 7.29,PCO_2 50.3 mmHg,PO_2 54.2 mmHg,$SO_2\%$ 86.5%,HCO_3^- 23.4 mmol/L。

血常规:WBC 4.36×10^9/L,N% 55.5%,Hb 124 g/L,PLT 182×10^9/L。

出凝血＋纤溶:纤维蛋白降解产物 4.9 μg/ml,TT 14.4 s,PT 10.1 s,Fgb 4.0 g/L,APTT 38.6 s,INR 0.92,D-二聚体 0.64 μg/ml。

24 h 尿蛋白:9 009 mg。

肾功能:EGFR-EPI 112 ml/min,Cre 83 μmol/L,BUN 5 mmol/L,UA 230 μmol/L。

肝功能:Alb 20.5 g/L,ALT 33.4 IU/L,AST 23.6 U/L,DBil 0.8 μmol/L,TBil 2.5 μmol/L。

CRP:3.28 mg/L。

治疗方案如下。

改:依诺肝素钠注射液 4 000 U bid 为 qd iv。

华法林片 2.5 mg 为 3.75 mg qd po。

(3) 入院第 10 天(2019.12.18)。

症状体征:患者尿量 1 350 ml,无腰痛,无尿色加深等。

辅助检查如下。

24 小时尿蛋白:5 504.8 mg。

出凝血＋纤溶:纤维蛋白降解产物 4.2 μg/ml,TT 14.7 s,PT 11.3 s,Fgb 3.54 g/L,

APTT 35.9 s，INR 1.03R，D-二聚体 0.52 μg/ml。

环孢素浓度：环孢素 C0 ＜40 ng/ml（目标浓度 125～175 ng/ml）；环孢素 C2 68.4 ng/ml。

治疗方案如下。

停：环孢素 75 mg bid po。

予：环孢素 100 mg bid po。

（4）入院第 14 天（2019.12.22）。

症状、体征：患者昨日尿量 1500 ml，昨日小发作 1 次，无意识障碍。

辅助检查：无。

治疗方案：神经内科会诊；托吡酯每周增加 25 mg 至 150 mg/d；卡马西平每 5 天减 100 mg，3 周后随访。

（5）入院第 20 天（2019.12.28）。

症状、体征：昨日尿量 1550 ml，夜间无癫痫发作。

治疗方案：病情好转，准予出院。

出院带药：

奥美拉唑肠溶胶囊 20 mg qd po。

环孢素片 100 mg bid po。

华法林片 3.75 mg qd po。

阿托伐他汀钙片 10 mg qn po。

自备：

托吡酯 100 mg qd，每周增加 25 mg 至 150 mg/d（2016.01.08）；

卡马西平早 400 mg，晚 500 mg，每 5 天减 100 mg，2016.02.08 停服）。

主要治疗药物如表 7-2 所示。

表 7-2 主要治疗药物

开始用药时间	药品名称及用法、用量	停止用药时间
2019.12.12	环孢素 75 mg bid po	2019.12.18
2019.12.18	环孢素 100 mg bid po	出院继续使用
2019.12.12	华法林钠片 2.5 mg qd po	2019.12.14
2019.12.14	华法林钠片 3.75 mg qd po	出院继续使用
2019.12.09	缬沙坦 40 mg qd po	出院继续使用
2019.12.09	辛伐他汀片 40 mg qn po	2019.12.12
2019.12.12	阿托伐他汀钙片 10 mg qn po	出院继续使用
2019.12.09	依诺肝素钠注射液 4 000 U bid ih	2019.12.14
2019.12.14	依诺肝素钠注射液 4 000 U qd ih	2019.12.28
2019.12.09	卡马西平片 500 mg bid po	2019.12.21

(续表)

开始用药时间	药品名称及用法、用量	停止用药时间
2019.12.21	卡马西平片每 5 天减 100 mg	出院后继续使用
2019.12.09	托吡酯片 100 mg qd	2019.12.21
2019.12.22	托吡酯片 125 mg qd	出院后继续使用
2019.12.09	奥美拉唑注射液 40 mg qd	2019.12.28

讨论及分析

1. 该患者肾病综合征的综合治疗是否合理？

肾病综合征的综合治疗包括：降压、降蛋白、抗凝、调脂等。

(1) 降压、降蛋白：该患者血压正常，117/70 mmHg，无须降压。但在无禁忌证的情况下可以加用 ACEI/ARB 减少蛋白尿。此处使用缬沙坦的目的是减少蛋白尿。使用期间必须密切监测血压、肌酐，避免出现血压过低、肌酐上升。

(2) 控制高脂血症：该患者开始时选用辛伐他汀降脂，但辛伐他汀降脂强度相对较弱，而患者 TC 已高达 10.37 mmol/L，建议选用强效降脂药，如阿托伐他汀。

(3) 抗凝治疗：对于严重低蛋白血症、膜性肾病或合并其他高凝风险的患者需进行预防性抗凝。该患者已有深静脉血栓，应积极抗凝治疗，选用依诺肝素钠注射液抗凝，治疗合适。

2. 入院第 10 天，患者环孢素浓度远低于目标值的原因是什么？

在血药浓度过高或过低时，首先要排除用药依从性、抽血时间、测量误差等因素。在排除以上原因后，还要从药物的吸收、分布、代谢、排泄几个方面进行分析。

(1) 给药剂量：肾病综合征环孢素的起始推荐剂量为 3.5 mg/(kg·d)，本患者体重 60 kg，推荐起始剂量为 210 mg/d，实际起始应用剂量为 150 mg/d。患者的环孢素起始剂量略低，但环孢素浓度降低的比例远远大于剂量降低的比例，因此，环孢素剂量不是最主要的问题。

(2) 药代动力学：患者正常进食，按要求规律空腹服药，无腹泻，吸收正常。肝肾功能正常，抽血时间正确，不会导致环孢素浓度异常升高。

(3) 药物相互作用：患者同时服用卡马西平，卡马西平是一种显著的肝药酶诱导剂。研究显示，卡马西平可使环孢素浓度降低 80% 以上，环孢素药物浓度不达标的主要原因与同时服用卡马西平导致环孢素浓度降低有关。患者同时服用的其他药物均不会显著降低环孢素血药浓度。

3. 患者的环孢素血药浓度过低，是否可以联用五酯胶囊等升高环孢素血药浓度？

不推荐联用五酯胶囊。

(1) 五酯胶囊的主要成分为五味子甲素，国内外的研究表明，五味子甲素可抑制 CYP3A 活性，提升环孢素的血药浓度，减少环孢素的给药剂量。

(2) 患者同时服用的卡马西平，也是通过 CYP3A4 代谢。目前虽缺乏五酯胶囊对卡马西平浓度影响的文献报道，但从理论上推测，五酯胶囊也会抑制卡马西平代谢，导致其血药浓度提高。同时卡马西平也是一种治疗窗窄的药物，血药浓度过高可能导致严重毒性。

(3) 考虑到五酯胶囊升高环孢素浓度的同时可导致卡马西平浓度波动，不推荐加用五

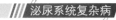

酯胶囊等肝药酶抑制剂来提高环孢素的浓度

4. 该患者停用辛伐他汀,换用阿托伐他汀的原因是什么?

(1) 辛伐他汀肌毒性较大:在他汀类药物中,辛伐他汀肌毒性最大。

(2) 辛伐他汀降脂疗效较弱:患者 TC 已高达 10.37 mmol/L,应使用强效降脂药。然而辛伐他汀说明书明确说明,与环孢素合用时,剂量最高 10 mg,而辛伐他汀本身降脂强度弱,小剂量更达不到理想的降脂效果。

(3) 相反,阿托伐他汀肌毒性较辛伐他汀小,并且阿托伐他汀降脂强度高,为强效降脂药;另外,阿托伐他汀是他汀类药物中唯一与华法林没有相互作用的药物。

5. 该患者的免疫抑制方案中为什么没有使用激素?

(1) 首先,该患者由于在进行深静脉血栓的抗凝治疗,因此没有进行肾穿刺检查,无法明确具体的肾病类型。

(2) 另外,该患者患有癫痫,激素可能会诱发或加重癫痫,因此没有选择激素治疗。

(3) 根据 KIDIGO 指南,不能耐受激素的肾病综合征患者,也可以单用钙调磷酸酶抑制剂,该患者后来选择单用环孢素治疗。

6. 患者出院时,环孢素的浓度尚未达标,应对患者进行哪些用药教育?

(1) 严格遵照医嘱规律服用,每日早晚两次,空腹服用,一周后门诊随访,用药前监测血药浓度,切不可自行增减药量及自行停药。

(2) 避免服用能明显影响其血药浓度的食物,如葡萄柚等。

(3) 环孢素与许多药物存在相互作用,如红霉素、黄连素、地尔硫䓬、五酯胶囊等都可引起血药浓度剧烈波动。因此,联用其他药物时必须咨询医师或药师,并告知自己服用的药物。

7. 分析患者华法林 INR 不达标的原因?

(1) 影响华法林 INR 的因素包括疾病状态、饮食、遗传和药物相互作用。

(2) 该患者无肝肾功能不全,无充血性心衰、甲状腺疾病等。该患者饮食规律,没有特别食用含抗血小板活性物质、不饱和脂肪酸及大量维生素 K 的物质。

(3) 基因多态性可解释 30%～60%,不能排除该患者存在变异的基因,必要时可行基因检测。

(4) 该患者同时服用卡马西平,卡马西平可使华法林浓度降低 50%,因此,药物相互作用可能是最主要的原因。

▶ 最终诊断 ▶▶

肾病综合征;双肾静脉血栓;下腔静脉血栓;癫痫。

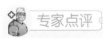

免疫抑制剂是一类具有免疫抑制作用的药物,临床主要用于器官移植的排斥反应和自身免疫性疾病。免疫抑制剂作用机制复杂,作用靶点广泛,药物相互作用及本身不良反应多而严重。用药时需密切监护,视情况调整治疗方案。患者出院时,环孢素的浓度尚未达标,对此应对患者进行出院宣传教育:①严格遵照医嘱规律服用,每日早晚两

次,空腹服用,一周后门诊随访,用药前监测血药浓度,切不可自行增减药量及自行停药。②避免服用能明显影响其血药浓度的食物,如葡萄柚等。③环孢素与许多药物存在相互作用,如红霉素、黄连素、地尔硫草、五酯胶囊等都可引起血药浓度剧烈波动。因此,联用其他药物时必须咨询医师或药师,并告知自己服用的药物。

病例提供者:逄晓云
点评专家:林厚文

参考文献

[1] Kidney Disease：Improving Global Outcomes（KDIGO）Glomerular Diseases Work Group. KDIGO 2021 clinical practice guideline for the management of glomerular diseases[J]. Kidney Int，2021，100(4S)：S1 - S276.

[2] FAHR A. Cyclosporin clinical pharmacokinetics[J]. Clin Pharmacokinet，1993，24(6)：472 - 495.

[3] COONEY GF，MOCHON M，KAISER B，et al. Effects of carbamazepine on cyclosporine metabolism in pediatric renal transplant recipients[J]. Pharmacotherapy，1995，15(3)：353 - 356.

[4] BACIEWICZ AM，BACIEWICZ FA JR. Cyclosporine pharmacokinetic drug interactions [J]. Am J Surg，1989，157(2)：264 - 271.

第二章

肾小管、肾间质、肾血管疾病

病例 8　服用偏方"朱砂莲"后恶心、呕吐 10 天,腰酸伴少尿 5 天
——胃肠道感染、急性肾损伤?

主诉

恶心、呕吐 10 天,腰酸伴少尿 5 天。

病史摘要

现病史:男性,43 岁。患者 10 天前自诉因"慢性胃炎"服用偏方"朱砂莲"10 g,每天 2 次,共 3 天后出现持续性恶心、呕吐,呕出物为胃内容物,无血样及咖啡样液体,无发热、腹痛;有腹泻一次,为黄稀便,停药后症状缓解。5 天前患者出现腰酸,右侧明显,并伴有尿量急剧减少,就诊于云南省当地医院,查血肌酐 338 μmol/L,尿蛋白(+++),尿红、白细胞均阴性;当地医院考虑"胃肠道感染、急性肾损伤",予头孢菌素类抗生素(具体不详)及碳酸氢钠静滴治疗 2 天,复查血肌酐上升到 569 μmol/L。4 天前转来我院急诊查血肌酐 825 μmol/L,继续复查血肌酐上升至 1148 μmol/L,立即行右股静脉深静脉置管并行紧急血液透析治疗,现为进一步诊治收入院。

既往史:痛风病史 12 年,疼痛明显时服用非甾体抗炎药。1 年前胃镜发现浅表性胃炎。幼时有"急性肝炎"史,已治愈。

个人史:饮酒史 10 年,每日 250~400 g 白酒。

入院查体

T 36.7℃,P 55 次/分,R 19 次/分,BP 156/93 mmHg。神志清,对答切题,自主体位,呼吸平稳。双侧瞳孔等大等圆,直接及间接对光反射均正常,球结膜轻度水肿,巩膜无黄染。全身皮肤未见明显皮疹,浅表淋巴结未及肿大。颈软,颈静脉充盈,肝颈反流征阴性。双肺呼吸音清,未闻及明显干、湿啰音。心律齐,各瓣膜区未闻及杂音,无心包摩擦音。腹平软,无压痛及反跳痛,肝、脾肋下未及。双下肢无水肿。神经系统(一)。

辅助检查

肾功能:BUN 30.20 mmol/L, Cre 1351.0 μmol/L,尿酸 439.00 μmol/L。血常规:WBC

6.54×10^9/L，N% 82.6%，Hb 118 g/L，PLT 145×10^9/L。肝功能：TP 56.8 g/L，Alb 33.5 g/L，ALT 4 U/L，AST 14 U/L，TBil 4.5 μmol/L；C-反应蛋白 2.23 mg/L；红细胞沉降率 33 mm/h；降钙素原 0.31 ng/ml。血气分析：pH 7.362，HCO_3^- 21.1 mmol/L。电解质：钠 134.50 mmol/L，氯 93.70 mmol/L，钾 2.81 mmol/L。糖代谢：空腹血糖 5.89 mmol/L，糖化血红蛋白 5.5%。粪常规：隐血试验阴性，转铁蛋白阴性。血脂：TG 2.58 mmol/L，TC 4.01 mmol/L，LDL-C 2.60 mmol/L。铁代谢：血清铁 19.3 μmol/L，总铁结合力 41.56 μmol/L，铁蛋白 571.20 μg/L。磷、钙、镁、iPTH：磷 2.52 mmol/L，钙 1.93 mmol/L，镁 1.04 mmol/L，甲状旁腺激素 114.4 pg/ml。D-二聚体、出凝血系列：PT 9.40 s，APTT 23.6 s，D-二聚体 0.77 DDUμg/ml。肌钙蛋白 0.02 ng/ml；B型钠尿肽 202.0 pg/ml；肌酸激酶 52 U/L。甲状腺功能：游离 T_3 1.77 pmol/L，游离 T_4 10.00 pmol/L，促甲状腺激素 (TSH) 0.74 mIU/L。Coombs 试验(2019-03-13)：阴性。抗核抗体组合：阴性。类风湿相关检测：阴性。ds-DNA：阴性。补体：阴性。乙肝、丙肝、戊肝、HIV 抗体、TPPA：阴性。肿瘤指标(2019-03-11)：CA724 11.50 U/ml，CYFRA(211) 5.55 ng/ml，余阴性。血液轻链：阴性。蛋白电泳：阴性。免疫固定电泳(2019-03-13)：未见单克隆条带。ANCA：阴性。抗 GBM：阴性。

肾脏输尿管膀胱超声：双肾损害图像（右肾 107 mm×44 mm，左肾 119 mm×49 mm，肾实质与集合系统分界欠清）；双侧输尿管未见明显异常；膀胱充盈差，膀胱内壁显示不清。

心电图：①窦性心动过缓；②左心室高电压；③T 波改变（Ⅰ、Ⅱ、aVF、V5、V6 低平或倒置）。

肾动、静脉、双侧下肢动、静脉、颈动脉超声：均未见明显异常。

甲状腺、颈部淋巴结、甲状旁腺超声：未见明显异常。

肝、胆、胰、脾超声：未见明显异常。

胸部 HRCT(2019-03-12)：两肺下叶渗出，两侧少量胸腔积液，心影饱满；心包隐窝低密度灶，囊肿？请结合相关检查。

初步诊断

慢性肾脏病急性加重；痛风。

诊断思路

患者为中年男性，因"恶心、呕吐 10 天，腰酸伴少尿 5 天"入院。病程中服用中草药"朱砂莲"后出现持续性恶心伴呕吐，后出现腰酸，短期内尿量急剧减少，血肌酐进行性升高。泌尿系超声显示双肾损害图像、肾实质与集合系统分界欠清。既往痛风病史 12 年。目前患者以"急性肾损伤"为主要疾病特征，下一步还需完善哪些检查？如何进行病因诊断与治疗？

急性肾损伤(AKI)根据病因发生部位不同可分为三大类：肾前性、肾性和肾后性。

(1) 肾前性 AKI：最常见，主要由肾脏血流灌注不足所致，常见病因包括有效血容量不足、心排量降低、全身血管扩张、肾动脉收缩及肾自主调节反应受损等。该患者无严重的液体丢失，入院时血压为 156/93 mmHg，故暂不考虑肾前性 AKI。

(2) 肾后性 AKI：双侧尿路梗阻或孤立肾患者单侧尿路梗阻时，肾皮质大量区域出现无灌注或低灌注状态，GFR 将逐渐降低，导致肾后性 AKI 的发生。该患者泌尿系超声未显示梗阻,故可排除。

（3）肾性 AKI：主要由肾小管、肾间质、肾血管和肾小球性疾病导致的肾实质损伤。肾小管性 AKI 的常见病因是肾脏缺血或肾毒性物质损伤肾小管上皮细胞，包括外源性毒素，如生物毒素、抗生素、对比剂、肾毒性药物等，以及内源性毒素如血红蛋白、肌红蛋白等，可引起急性肾小管坏死。该患者服用的"朱砂莲"主要含马兜铃酸，而短期内大量服用含马兜铃酸的药物可直接损伤肾小管上皮细胞，导致急性肾小管坏死，引发马兜铃酸肾病。因此结合该患者病史、体格检查、实验室检查及辅助检查，将该患者的病因诊断聚焦于马兜铃酸肾病，行肾穿刺活检病理检查可进一步协助诊断。

进一步检查

由于患者持续无尿，目前 1 周 3 次血液透析，透析后肌酐＞1 000 μmol/L，且家属及患者有顾虑，未进行肾活检明确病理类型。

治疗与转归

住院期间规律血液透析支持治疗。2019 年 3 月 22 日行腹膜透析管置入术，并于 3 月 28 日起开始腹膜透析。同时给予黄芪助肾脏修复，包醛氧淀粉肠道排毒，碳酸钙降磷，益比奥促红，碳酸氢钠纠酸，非布司他降尿酸等综合治疗。住院期间无恶心、呕吐、腹泻等症状。于 4 月 8 日出院，行持续不卧床腹膜透析（continuous ambulatory peritoneal dialysis，CAPD）。

讨论与分析

马兜铃酸（aristolochic acids，AAs）是广泛分布于世界各地的马兜铃属和细辛属等马兜铃科植物中的一类毒素。短期内大量服用含 AAs 的药物可直接对肾小管产生毒性作用，导致肾小管上皮细胞坏死，引发急性肾小管损伤；而长期小剂量服用该类药物可对肾小管上皮细胞产生慢性的持续损伤和肾血管病变，最终导致肾间质纤维化，统称为马兜铃酸肾病（aristolochic acids nephropathy，AAN）。AAN 患者泌尿系肿瘤的发生率显著升高，发病部位以输尿管或肾盂癌多见，少数为膀胱乳头状肿瘤。研究显示，AAN 患者肿瘤的发生与摄入的 AAN 的累积量相关，累积量超过 200 g 者，肿瘤恶变的危险性大大增加。根据肾脏损伤发展速度、临床表现及肾脏病理变化，AAN 可分为急性 AAN、慢性 AAN 和肾小管功能障碍型 AAN。

（1）急性 AAN：由于患者单次或在短期内服用大量含 AAs 的药物后引发的急性肾小管损伤。临床多表现为非少尿性急性肾衰竭，以肾小管功能损伤为主，尤其是近端肾小管损害突出，表现为糖尿、氨基酸尿、低渗尿，尿 NAG 酶、尿视黄醇结合蛋白明显升高，肾小管性酸中毒、低尿酸血症和低磷血症也较为常见。超声检查可显示双肾体积大小正常或增大。病理检查可发现急性肾小管坏死，严重者有肾小管基膜裸露，肾间质少或无炎细胞浸润，肾小管上皮细胞可见刷状缘脱落，部分病例可见肾小管上皮细胞胞质内碱性物质。除非存在原有肾小球疾病，一般肾小球无明显病变。

（2）慢性 AAN：大部分患者是由于长期服用含 AAs 的中成药或较长期服用含 AAs 的中药煎剂，体内聚集 AAs 而产生的慢性肾损伤，少部分病例是由急性 AAN 迁延发展所致。

临床表现为肾功能进行性减退、贫血、高血压和肾小管功能损伤。超声检查显示双肾体积缩小,可出现不对称。其病理特点为无或少炎细胞浸润(寡细胞)的广泛肾间质纤维化,以皮质和髓质交界处明显,部分病例同时伴有肾间质血管病变和肾小球缺血性改变。

(3)肾小管功能障碍型 AAN:该类患者伴有明显的肾小管功能障碍,患者常首先以低钾性麻痹、肾小管性酸中毒和范可尼综合征为突出表现就诊。肾小管损伤虽常累及远端小管,但以近端肾小管功能障碍更为多见和更为严重。

结合患者服药史、临床表现及病理特点,同时排除其他原因造成的肾小管间质疾病,可诊断为 AAN。AAN 的治疗最主要的是及时停用含 AAs 的药物,同时纠正水、电解质及酸碱平衡紊乱,控制高血压及肾性贫血,纠正钙磷代谢紊乱、预防肾性骨病。对于已经进入终末期肾衰竭的患者,予以透析或肾移植。AAN 患者预后较差,大多数患者的肾功能是不可逆转的。研究报道,AAN 患者的 2 年肾脏生存率仅 17%,明显低于其他类型的肾小管间质疾病。患者肾功能下降的速度可能与累积服药的剂量有关,少数患者肾功能进行性恶化,在一年内进入终末期;另有少部分急性 AAN 及表现为肾小管功能障碍型的患者在停药和积极治疗后肾功能可部分恢复或保持相对稳定;而绝大多数患者均呈慢性进展过程,肾功能缓慢恶化。

最终诊断

急性肾损伤 3 期;AAN;慢性肾脏病;痛风。

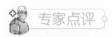
专家点评

马兜铃酸已被列为Ⅰ类致癌物,但与马兜铃酸相关的不良事件仍被广泛报道,特别是在亚洲和巴尔干地区。马兜铃酸可导致永久性肾损伤、终末期肾脏病,甚至是肿瘤。目前,马兜铃酸引起的肾脏疾病和肿瘤的致病机制已经被初步揭示,但其具体机制尚未阐明,治疗 AAN 病和马兜铃酸诱导的肿瘤仍然是全球面临的严峻挑战。在慢性肾脏病临床诊疗过程中,应特别注意对患者的宣教,避免使用含有马兜铃酸的中药,从而防患于未然。

病例提供者:张珍

点评专家:李文歌

参考文献

[1] JADOT I, DECLÈVES AE, NORTIER J, et al. An integrated view of aristolochic acid nephropathy:update of the literature[J]. Int J Mol Sci,2017,18(2):297.

[2] HAN J, XIAN Z, ZHANG Y, et al. Systematic overview of aristolochic acids:nephrotoxicity, carcinogenicity, and underlying mechanisms[J]. Front Pharmacol,2019,10:648.

[3] DEBELLE FD, VANHERWEGHEM JL, NORTIER JL. Aristolochic acid nephropathy:a worldwide problem[J]. Kidney Int,2008,74(2):158-169.

病例9 眼肿痛伴恶心、呕吐1个月——恶性高血压?

主诉

右眼肿痛伴恶心、呕吐1个月。

病史摘要

现病史:男性,32岁。患者于入院前1个月自觉右眼肿痛,伴有恶心及呕吐,于2018年10月7日外院眼科就诊,诊断为"右眼青光眼可能",测BP 176/125 mmHg,2018年10月10日外院内科就诊,复测:BP 190/120 mmHg,Cre 289.1 mmol/L,尿酸484.5 μmol/L,尿蛋白(+++),K^+ 3.25 mmol/L,予硝苯地平控释片、可乐定等降压治疗,后未复测血压。患者有头晕、头痛,活动后有少量胸闷,无胸痛,无气急,伴有乏力,无发热,无咳嗽、咳痰,无皮疹及关节肿痛。2018年10月24日因"肾功能异常"就诊于上海交通大学医学院附属仁济医院南院肾内科,2018年10月31日收入我科进一步治疗。自起病以来,食欲较前轻度减退,睡眠佳,二便正常,体重无明显变化。

既往史:否认高血压及糖尿病史。否认肝炎、结核等传染病史。否认手术史。否认药物过敏史。

家族史:否认家族遗传性疾病史。

入院查体

T 36.0℃,P 80次/分,R 20次/分,BP 130/79 mmHg,SpO_2 95%(未吸氧状态下)。神清,气平,对答切题,口齿清晰,查体合作。全身皮肤、黏膜无黄染,无全身浅表淋巴结肿大,颈软,无抵抗感,无颈静脉充盈,两肺未闻及干、湿啰音,未闻及哮鸣音,HR 80次/分,节律齐,无杂音,腹部平坦,无腹部压痛,反跳痛,双下肢无凹陷性水肿,神经系统检查(一)。

辅助检查

肾功能:Cre 245 mmol/L,BUN 7.93 mmol/L,尿酸506 μmol/L,胱抑素C 3.42 mg/L;eGFRcr (EPI) 29 ml/(min·1.73 m²),eGFRcr (MDRD) 27 ml/(min·1.73 m²)。尿常规:尿比重1.025,尿pH 7.0,尿蛋白(+++),红细胞13.19个/HP,白细胞1.4个/HP。红细胞信息:非均一性小红细胞。24小时尿蛋白定量:4.844 g。尿白蛋白/肌酐比值:181.29%。尿微量蛋白系列:IgG 204 mg/L,转铁蛋白177 mg/L,白蛋白2580 mg/L,α_1-微球蛋白94.6 mg/L,β_2-微球蛋白22.5 mg/L,κ轻链86.9 mg/L,λ轻链46.6 mg/L,κ/λ轻链比值1.86。肝功能:ALT 14 U/L,AST 28 U/L,白蛋白35.7 g/L,球蛋白27.6 g/L,LDH 175 U/L,TBil 6.5 μmol/L,DBil 1.4 μmol/L。蛋白电泳:清蛋白46.3%,α_1球蛋白5.4%,α_2球蛋白17.3%,β球蛋白13.39%,γ球蛋白17.1%。免疫固定电泳:阴性。冷球蛋白:阴性。血脂:TG 2.44 mmol/L,HDL-C 0.96 mmol/L,LDL-C 2.81 mmol/L,TC 4.52 mmol/L。血

常规:WBC 7.67×10^9/L，Hb 117 g/L，PLT 303×10^9/L。C 反应蛋白 0.395 mg/L;降钙素原 0.02 ng/ml;血沉 23 mm/h。免疫球蛋白:IgG 8.64 g/L，IgA 1.25 g/L，IgM 0.655 g/L。血清铁 13.0 μmol/L;总铁结合力 50.13 μmol/L;转铁蛋白饱和度 25.8%;铁蛋白 235.5 ng/ml;钙 2.33 mmol/L，磷 1.61 mmol/L，镁 0.93 mmol/L。空腹血糖 5.13 mmol/L，餐后 2 h 血糖 5.51 mmol/L，糖化血红蛋白 5.2%。静脉血气:pH 7.34，HCO$_3^-$ 26.2 mmol/L，Na$^+$ 135 mmol/L，K$^+$ 4.4 mmol/L，Cl$^-$ 107 mmol/L，Ca^{2+} 1.17 mmol/L。B 型钠尿肽 97 pg/ml;肌酸激酶 102 U/L。心梗标志物:正常。补体:C3 1.03 g/L，C4 0.405 g/L。自身抗体系列、anti‐dsDNA、类风湿因子、抗中性粒细胞抗体组合、抗 GBM 抗体均为阴性。肿瘤标志物:鳞状细胞癌相关抗原(squamous cell carcinoma antigen，SCC)2.80 ng/ml，CA211 5.28 ng/ml，甲胎蛋白(alpha-fetoprotein，AFP)、癌胚抗原(carcinoembryonic antigen，CEA)、神经元特异性烯醇化酶(neuron specific enolase，NSE)、CA199、CA50、游离前列腺特异性抗原(prostate specific antigen，PSA)/总 PSA 均未见异常。网织红细胞 0.8%。出凝血系列及 D‐二聚体、Coombs 试验、外周血涂片、粪常规＋OB、甲状腺功能、肝炎标志物、HIV 抗体、梅毒特异性抗体均未见异常。

泌尿系统超声:双肾及输尿管、膀胱及前列腺未见明显异常。

腹部超声:肝脏、胆囊、胰腺、脾脏未见明显异常。

肾动静脉超声:未见异常。

胸部 HRCT:右下肺少许渗出;左肺舌段小条索灶。心影饱满,少量心包积液。

血管超声:双侧下肢动脉内膜面毛糙伴斑块形成,双侧静脉未见血栓,双侧颈动脉内膜面毛糙伴斑块形成。

甲状腺、甲状旁腺、淋巴结超声:甲状腺左叶囊实混合回声结节(TI‐RADS 3),甲状腺右叶、颈部、淋巴结、甲状旁腺未见明显异常。

ABPM:全天 146/89 mmHg;白昼 147/90 mmHg;夜间 142/85 mmHg。

心电图:①窦性心动过缓(58 次/分);②ST‐T 改变(ST 段:Ⅰ、aVL、V6 导联近似水平形压低,0.05～0.10 mV。T 波:Ⅰ、Ⅱ、Ⅲ、aVL、aVF、V6 导联低平)。

心脏彩超:LVEF＝65%;①左心房及右心室内径增大(左心房 46 mm,右心室 44 mm);②左心室壁增厚(14 mm);③轻微三尖瓣反流,估测肺动脉收缩压为 36 mmHg;④少量心包积液;⑤左心室舒张功能中度减退。

眼科会诊:眼底检查示眼底血管火焰样出血,建议择期手术。

◆ **初步诊断** ▶▶▶

恶性高血压;高血压肾损害;急性肾损伤;甲状腺结节。

◆ **诊断思路** ▶▶▶

该患者为 32 岁男性,既往否认高血压病史,病程中反复测血压明显升高,并伴有头痛、恶心、呕吐、活动后胸闷症状,眼科检查显示眼底血管火焰样出血,实验室检查显示大量蛋白尿、血尿、肾功能减退,提示恶性高血压。目前患者肾脏损害突出,下一步还需完善哪些检查来明确肾脏损害原因和治疗方案?

恶性高血压是一种高血压急症,其特征是严重的血压升高(通常为＞200/120 mmHg)和视网膜病变,包括双侧眼底出现火焰状出血、棉絮斑或视盘水肿。根据是否存在原发性疾病,可分为原发性和继发性恶性高血压,其中肾脏疾病是恶性高血压的主要继发性原因。同时恶性高血压本身可导致严重的肾脏损害,常表现为持续的蛋白尿、血尿与管型尿,病理表现为恶性小动脉性肾硬化症,其特点包括坏死性小动脉炎和增生性小动脉内膜炎,包括入球小动脉、小叶间动脉及弓状动脉纤维素样坏死,以及小叶间动脉和弓状动脉高度内膜增厚(血管切面呈"洋葱皮"样外观),小动脉管腔高度狭窄乃至闭塞。因此,该患者目前的问题聚焦于其肾脏损伤是原发性还是继发性,故需进一步行肾脏穿刺病理活检明确诊断。

进一步检查

肾脏病理检查如下。

荧光检查:镜下共见 3 只肾小球,IgG(+++),IgA(−),IgM(−),C3(+++),C1q(+),κ轻链(+++),λ轻链(++～+++),颗粒状,毛细血管袢,弥漫分布。IgG 亚型:IgG1(±),IgG2(−),IgG3(−),IgG4(+++),PLA2R(+)。

光镜检查:镜下共见 10 只肾小球,其中 6 只肾小球呈球性硬化,余肾小球毛细血管袢僵硬和轻度不规则增厚,PASM 染色上皮下可见空泡样改变和少量钉突形成,个别肾小球系膜细胞和基质节段性轻度增多,部分肾小球毛细血管袢呈缺血性皱缩,重度肾小管间质病变,肾小管片状萎缩变性,间质片状炎症纤维化,小动脉内膜增厚,部分小动脉内膜黏液样变性伴管腔狭窄(图 9-1)。

诊断:①膜性肾病(Ⅰ～Ⅱ期);②恶性高血压肾损害。

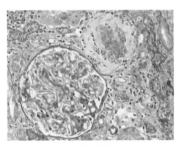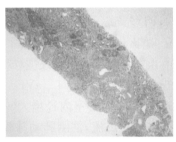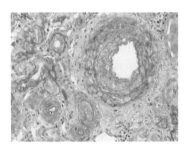

| PAS×400 | Masson×100 | PAS×400 |

图 9-1　肾脏病理特征性图片

头颅 MRI:未见明显异常。

治疗与转归

泼尼松 60 mg+CTX 0.6 g 治疗膜性肾病,辅以护胃补钙;同时予以拜新同 30 mg bid、阿尔马尔(盐酸阿罗洛尔片)10 mg bid、可乐定 75 μg tid 以及呋塞米 20 mg 降压治疗。复查各项指标:BP 140/90 mmHg。肾功能:Cre 123 mmol/L,eGFRcr(EPI)67 ml/(min·1.73 m^2),eGFRcr(MDRD)59 ml/(min·1.73 m^2)。24 小时尿蛋白定量:2 g。

讨论与分析

　　高血压急症是一组具有异质性的急性高血压疾病,指血压过高并伴有急性高血压介导的器官损害,主要的靶器官包括心脏、视网膜、大脑、肾脏和大动脉。靶器官损伤的类型是决定治疗方法、降压靶目标和降压时间范围的主要决定因素。恶性高血压是高血压急症的一种,其特征是存在严重的血压升高(通常＞200/120 mmHg)、视网膜病变(如眼底火焰状出血和视盘水肿)、微血管病变、弥散性血管内凝血、脑病、急性心衰及肾功能急性恶化。在恶性高血压患者中,继发性病因占 20％～40％,最常见的是肾实质疾病和肾动脉狭窄,而内分泌相关病因似乎很少见。恶性高血压的发生和维持涉及许多病理生理机制,但血压突然升高的始发事件尚不完全清楚。肾素-血管紧张素系统的显著激活通常与微血管损伤的程度有关。微血管损伤和自动调节功能衰竭是恶性高血压相关靶器官损害的基础,并导致高血压性视网膜病变、血栓性微血管病和脑病。高血压急症的临床表现包括:头痛、视力模糊、胸痛、呼吸困难、头昏眼花,以及其他神经功能障碍;嗜睡、昏睡、强直性阵挛性发作、皮质性失明等高血压性脑病表现。高血压急症导致肾损害的发生率为 60％～70％,表现为肾功能受损,24 小时尿蛋白1g 左右,可伴随微血管病变以及 RAAS 激活造成血钾降低。恶性高血压患者肾脏的预后与患者的总体预后密切相关,良好的血压控制至关重要,即使是已经开始透析的患者,血压控制后肾功能仍可能逆转。

　　高血压急症的处理具有挑战性,因为治疗时机和方案取决于高血压介导的主要靶器官损害的程度。高血压急症的紧急处理原则包括以下几点:①确定受影响的靶器官,保护靶器官;②确定安全降压所需要的降压时间量度、幅度及降压药物类型;③建议使用一种半衰期短的静脉药物,连续监测血流动力学,严密观察药物治疗效果;④不推荐快速不受控制的降压,因为可能引起并发症。尽管目前还缺乏针对大多数高血压急症最佳治疗策略的确凿证据,但许多研究已经揭示了不同类型降压药物的效果和不同高血压合并症急性血压降低程度的重要差异。恶性高血压患者肾素-血管紧张素系统的激活是高度可变的,使得肾素-血管紧张素系统阻滞剂的血压降低反应无法预测。血压大幅度降低(平均动脉压下降超过50％)与缺血性卒中和死亡有关。硝普钠、拉贝洛尔、尼卡地平和乌拉地尔对恶性高血压的治疗都是安全有效的。非诺多巴姆(一种短效选择性多巴胺-1 激动剂)和克利维地平(一种静脉注射用的超短效钙通道阻滞剂)曾被用于治疗重度高血压患者,但尚未广泛应用。由于患者常因压力性钠尿而容量减少,如有必要,可通过静脉注射生理盐水来纠正血压骤降。对于高血压性脑病患者,拉贝洛尔可能是首选药物,因为与硝普钠相比,拉贝洛尔可使脑血流相对完整,降低血压,且不会增加颅内压。硝普钠和尼卡地平可交替用于此类紧急情况。研究显示,在 678 例因高血压急诊入院的冠心病患者中,与无高血压急症的高血压患者(0.8％)相比,病死率显著升高(4.6％)。在高血压急症患者中,主要不良心脑血管事件的预后因素是心肌肌钙蛋白-Ⅰ水平升高和肾脏损害,而血压控制和随访期间的蛋白尿是影响随访期间肾脏预后的主要危险因素。

最终诊断

　　恶性高血压;高血压肾损害;膜性肾病;急性肾损伤;甲状腺结节。

🩺 **专家点评**

　　在过去的几十年里,高血压急症存活率有了很大的提高,但与没有经历过急症的高血压患者相比,高血压急症患者患心血管疾病和肾脏疾病的风险仍在增加。恶性高血压肾硬化症与良性高血压肾硬化症不同,病情发展迅速。高血压急症极易造成心脏、脑、肾脏、眼底等靶器官受损。本病例临床表现为恶性高血压典型表现,及时正确地处理高血压急症十分重要,可在短时间内使病情缓解,预防进行性或不可逆性靶器官损害,降低病死率。

病例提供者:刘上
点评专家:陈晓农

📖 **参考文献**

[1] VAN DEN BORN BJ, LIP GYH, BRGULJAN-HITIJ J, et al. ESC Council on hypertension position document on the management of hypertensive emergencies[J]. EUR HEART J Cardiovasc Pharmacother, 2019, 5(1): 37 – 46.

[2] RUBIN S, CREMER A, BOULESTREAU R, et al. Malignant hypertension: diagnosis, treatment and prognosis with experience from the Bordeaux cohort[J]. J Hypertens, 2019, 37 (2):316 – 324.

[3] CREMER A, AMRAOUI F, LIP GYH, et al. From malignant hypertension to hypertension-MOD: a modern definition for an old but still dangerous emergency[J]. J Hum Hypertens, 2016, 30(8): 463 – 466.

病例10　泡沫尿1年余,双下肢水肿半个月伴心脏杂音——嗜酸性粒细胞增多症?

主诉

　　泡沫尿1年余,双下肢水肿半个月。

病史摘要

　　现病史:男性,37岁。患者1年前出现尿泡沫增多,无肉眼血尿,无双下肢水肿,无尿量减少等,未予以重视。半个月前无明显诱因下出现双下肢水肿,伴乏力、咳嗽、咳白黏痰,无发热,无明显胸闷、气促,每日尿量约2 000 ml。于外院查24小时尿蛋白1 395 mg, Alb 39.2 g/L, Cre 156 μmol/L, BNP 680 pg/ml。血常规:WBC 13.02×10^9/L, N% 30.3%,嗜酸性粒细胞49.2%,双肾B超未见明显异常。近半年来体重下降10 kg。

　　既往史:否认慢性疾病史,否认过敏史。

　　个人史:否认吸烟史,否认饮酒史。

婚育史：已婚已育。

家族史：否认疾病家族史。

入院查体

T 36.2℃，P 72 次/分，R 20 次/分，SpO$_2$ 98%，BP 121/85 mmHg。神清，气平，精神可。全身皮肤未见皮疹，头颈部未及包块及肿大淋巴结。双肺呼吸音清，未及明显干、湿啰音。心律齐，心尖区可闻及收缩期杂音。腹平软，无压痛及反跳痛，肝肋下未及，脾肋下 2 cm 可及。双下肢轻度水肿。

辅助检查

24 小时尿蛋白总量：1 080 mg。尿常规：尿蛋白（2+），白细胞 0.6 个/HP，红细胞 0.4 个/HP。尿微量蛋白：微量白蛋白 650 μg/ml，IgG 26.6 mg/L，转铁蛋白 30.9 mg/L，α$_1$-微球蛋白 136 mg/L，β$_2$-微球蛋白 7.77 mg/L。肾功能：BUN 12.80 mmol/L，Cre 152.0 μmol/L，尿酸 519.00 μmol/L，eGFR-EPI Cr 51 ml/(min·1.73 m^2)。血常规：WBC 10.49×10^9/L，N% 23.6%，嗜酸性粒细胞 60.1%，嗜酸性粒细胞绝对值 6.3×10^9/L，Hb 141 g/L，PLT 135×10^9/L。血脂：TG 2.06 mmol/L，TC 3.72 mmol/L。BNP：237.0 pg/ml。血气分析、电解质、CRP、血沉、降钙素原、肝功能、血糖、钙磷 PTH、肌钙蛋白、免疫球蛋白、补体、血轻链、免疫固定电泳、抗核抗体、类风湿关节炎指标、ANCA、乙肝、丙肝、HIV、梅毒、肿瘤指标均正常。

心电图：窦性心律，左心室高电压。

腹部 B 超：餐后胆囊；脾大（脾门厚 75 mm，长 137 mm，右侧卧位肋下 25 mm）；肝脏、胰腺未见明显异常。双侧肾脏、双侧输尿管未见明显异常；膀胱充盈差，膀胱内壁显示不清，前列腺未见明显异常。

血管 B 超：双侧颈动脉未见明显异常；双侧肾动脉流速曲线未见明显异常；双侧肾静脉管腔通畅；双侧下肢动脉未见明显异常；双侧下肢深静脉管腔通畅。

颈部 B 超：甲状腺未见明显异常；双侧颈部未见明显肿大淋巴结图像；双侧甲状旁腺区未见明显异常。

胸部 HRCT：两肺纹理稍增多模糊，两肺胸膜旁多发斑点灶，心包少量积液；纵隔内及两侧腋下多发淋巴结；扫及脾脏略大。

初步诊断

慢性肾炎综合征，慢性肾脏病 3 期，嗜酸性粒细胞增多症，高脂血症。

诊断思路

患者，中青年男性，因泡沫尿 1 年，双下肢水肿半月余入院。半年来体重有明显下降，临床表现为慢性肾炎综合征，目前血肌酐升高，慢性肾脏病 3 期。入院查体发现心尖区可闻及收缩期杂音，脾肋下 2 cm 可及，双下肢轻度水肿。实验室检查发现嗜酸性粒细胞明显升高。需对嗜酸性粒细胞增多及肾损伤病因行鉴别诊断，引起嗜酸性粒细胞增多的病因包括过敏性疾病、胃肠道疾病、寄生虫感染、血管炎、结缔组织病、肿瘤等；嗜酸性粒细胞增多伴肾脏累及的病因可能有过敏性间质性肾炎、嗜酸性肉芽肿性多血管炎、寄生虫感染、IgG4 相关疾病、胆固醇栓塞、木村病、血管淋巴组织增生伴嗜酸性粒细胞增多症、血液系统肿瘤等。本例患者否认过敏史，无呼吸道症状，无哮喘等既往病史，无腹痛、腹泻等症状，否认疫水、疫区接触史；需进一步行过敏原检测、寄生虫排查、外周血涂片、骨穿等检查加以鉴别。

进一步检查

过敏原检测：均阴性。

粪找寄生虫卵：液基寄生虫卵检测未查见。

寄生虫抗体：均阴性。

G 试验、GM 试验：均阴性。

外周血异常细胞形态检查：N% 37.0%↓，L% 12.0%↓，M% 3.0%，E% 48.0%↑，S% 0.0%，未见幼稚细胞及异型细胞。

心脏彩超：心尖部占位，血栓形成可能；全心增大，左心室限制性充盈；重度二尖瓣反流；肺动脉高压，伴中度三尖瓣反流；少量心包积液。EF 56%。

心脏 MRI：左心室心内膜下可疑条带样延迟强化，心尖部血栓形成可能，嗜酸性粒细胞浸润可能；重度二尖瓣反流，中度三尖瓣反流，双房增大，左右心功能不全。

骨髓细胞学检查：骨髓增生增高，巨核细胞易见，粒系占 62%，各阶段细胞均可见，粒系可见颗粒较粗现象，嗜酸性粒细胞总数占 44.5%，部分嗜酸性粒细胞胞质内可见嗜酸、嗜碱双重颗粒，红系占 31%，以中晚幼红细胞为主。成熟淋巴细胞占 3.5%。

骨髓活检病理：骨髓组织增生极度活跃，造血组织>90%，脂肪组织<10%，粒系各期细胞均可见，成熟粒细胞散在多见，嗜酸性粒细胞明显增生，片状分布。红系幼红细胞散在易见，巨核细胞 4 个/mm²。

基因检测：*ETV6 - PDGFRB* 阴性；*FIP1L1 - PDGFRA* 阳性。

染色体检查：未见明显异常。

排除禁忌后于 2019 - 06 - 29 行肾穿刺活检术。

肾穿刺活检病理：缺血性肾病。

荧光检查：镜下共见 5 只肾小球，IgG（—），IgA（—），IgM（—），C3（—），C1q（—），κ（—），λ（—）。

光镜检查：如图 10 - 1 所示。

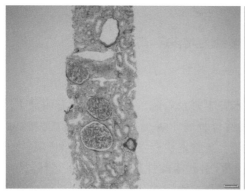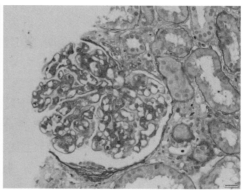

图 10 - 1　光镜检查

电镜检查:如图 10 - 2 所示。

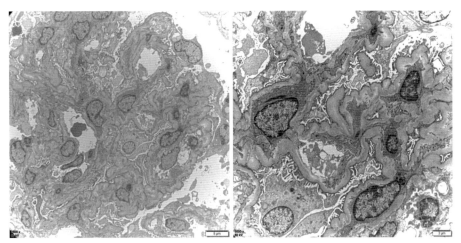

图 10 - 2　电镜检查

治疗与转归

　　根据患者病情予低盐、低脂、优质低蛋白饮食,包醛氧淀粉促进肠道排毒,百令胶囊护肾,非布司他降尿酸,华法林抗凝等治疗。同时加用甲泼尼龙、伊马替尼治疗嗜酸性粒细胞增多症。

　　经治疗 2 个月后,患者嗜酸性粒细胞计数逐渐下降至 $0.2 \times 10^9/L$,24 小时尿蛋白下降至 300 mg,血肌酐维持稳定(图 10 - 3)。

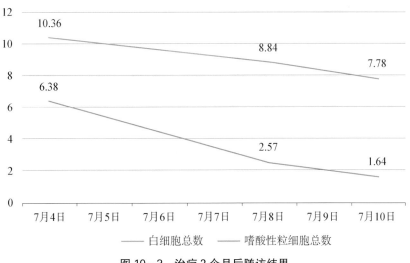

图 10 - 3　治疗 2 个月后随访结果

讨论与分析

　　高嗜酸性粒细胞增多症(hypereosinophilia,HE)定义为外周血嗜酸性粒细胞绝对计数

$>0.5\times10^9$/L。HE 定义为外周血 2 次检查(间隔时间>1个月)嗜酸性粒细胞绝对计数$>1.5\times10^9$/L 和(或)骨髓有核细胞计数嗜酸性粒细胞比例$\geqslant20\%$和(或)病理证实组织嗜酸性粒细胞广泛浸润和(或)发现嗜酸性粒细胞颗粒蛋白显著沉积(在有或没有较明显的组织嗜酸性粒细胞浸润情况下)。

HE 分为遗传性(家族性)HE(HEFA)、继发性(反应性)HE(HER)、原发性(克隆性)HE(HEN)和意义未定(特发性)HE(HEUS)四大类。遗传性(家族性)HE 发病机制不明,呈家族聚集,无遗传性免疫缺陷症状或体征,无继发性和原发性嗜酸性粒细胞增多症的证据。继发性(反应性)HE 可由以下疾病引起:①过敏性疾病;②皮肤病(非过敏性);③药物;④感染性疾病;⑤胃肠道疾病;⑥风湿病;⑦呼吸道疾病;⑧肿瘤等。原发性(克隆性)HE 指嗜酸性粒细胞起源于血液肿瘤克隆。特发性 HE 指查不到引起嗜酸性粒细胞增多的原发或继发原因。本例患者外周血嗜酸性粒细胞显著升高,骨髓嗜酸性粒细胞比例 44.5%,*FIP1L1 - PDGFRA* 阳性,可诊断为原发性克隆性嗜酸性粒细胞增多症。HE 常累及心脏,肾脏并非 HE 常见的累及器官。肾脏累及最常表现为嗜酸性间质性肾炎,也可表现为各种类型的肾小球肾炎、血管性疾病、电解质紊乱。本例患者肾活检提示缺血性肾病,提示可能由于嗜酸性粒细胞增多性心内膜炎的血栓脱落导致栓塞引起肾脏损伤。

继发性 HE 主要是针对原发病的治疗。原发性和特发性 HE 一般以重要器官受累和功能障碍作为主要治疗指征。由于外周血嗜酸性粒细胞绝对计数不一定与终末器官受损成正比,因此,如果没有明确的器官受累和功能障碍,迄今尚无何时及是否需要治疗的共识。嗜酸性粒细胞增多症治疗的目的是降低嗜酸性粒细胞计数和减少嗜酸性粒细胞介导的器官功能受损。

当有严重的或致命性器官受累,特别是心脏和肺受累时,应进行紧急处理。首选静脉输注甲泼尼龙 1 mg/(kg·d)或口服泼尼松(0.5～1.0)mg/(kg·d)。如果嗜酸性粒细胞极度增多,应同时给予别嘌呤醇。1～2 周后逐渐缓慢减量,2～3 个月减量至最少维持剂量。原发性 HE *FIP1L1 - PDGFRA*(+)患者首选伊马替尼,起始剂量为 100 mg/d,如疗效不佳,可加大剂量至 400 mg/d,直至达完全临床、血液学和分子生物学缓解。*PDGFRB* 重排或 *ETV6 - ABL1* 融合基因(+)患者:首选伊马替尼,起始剂量为 400 mg/d。*ETV6 - FLT3* 融合基因(+)患者可考虑选用舒尼替尼或索拉菲尼治疗。治疗期间通过分子检测调整治疗方案。*JAK2* 重排或 *PCM1 - JAK2*(+)患者:可选用芦可替尼治疗,剂量依据血小板计数调整。

最终诊断

原发性克隆性嗜酸性粒细胞增多症,缺血性肾病,慢性肾脏病 3 期,高尿酸血症,嗜酸性粒细胞增多性心内膜炎,心尖部血栓,心功能不全(NYHA Ⅱ级)。

专家点评

本例患者以肾脏损伤表现起病,行进一步检查后发现血嗜酸性粒细胞显著升高。在诊断方面应注意对引起嗜酸性粒细胞增多的病因进行鉴别诊断,同时明确肾脏损伤与嗜酸性粒细胞增多的相关性。原发性嗜酸性粒细胞增多症可累及全身多个脏器,而肾脏并非原发性嗜酸性粒细胞增多症的常见累及器官,且除表现为嗜酸性间质性肾炎外,也可表现为各种类型的肾小球肾炎、血管性疾病,容易在临床诊治过程中被忽视。在治疗方面,针对嗜酸性粒细胞增多可根据病因选择治疗方案,慢性肾脏病则给予对症支持治疗。

病例提供者:祝旭颖

点评专家:丁小强

参考文献

[1] 中华医学会血液学分会白血病淋巴瘤学组. 嗜酸粒细胞增多症诊断与治疗中国专家共识(2017年版)[J]. 中华血液学杂志,2017,38(7):561-565.

[2] NAUMAN M,JONATHAN L,SAHRA A,et al. Guideline for the investigation and management of eosinophilia[J]. Br J Haematol,2017,176(4):553-572.

[3] GOTLIB J. World Health Organization-defined eosinophilic disorders:2015 update on diagnosis,risk stratification,and management[J]. Am J Hematol,2015,90(11):1077-1089.

[4] ARBER DA,ORAZI A,HASSERJIAN R,et al. The 2016 revision to the World Health Organization classification of myeloid neoplasms and acute leukemia[J]. Blood,2016,127(20):2391-2405.

[5] BARRACO D,CAROBOLANTE F,CANDONI A,et al. Complete and longlasting cytologic and molecular remission of FIP1L1-PDGFRA positive acute eosinophil myeloid leukaemia treated with lowdose imatinib monotherapy[J]. Eur J Haematol,2014,92(6):541-545.

病例11　瓣膜置换术后下肢水肿、夜尿增多伴恶心2个月——急性肾损伤?

主诉

下肢水肿、夜尿增多伴恶心2个月。

病史摘要

现病史:女,61岁。患者2017年10月无明显诱因出现下肢水肿,可消退,夜尿增多,伴有恶心、食欲缺乏;无晨起眼睑水肿,无泡沫尿,无尿色加深,无尿频、尿急、尿痛,无腰酸,无头痛,无胸闷、心悸,无腹痛、腹泻等。患者就诊于我院消化科门诊。2017-12-08胃镜示:反流性食管炎(LA-B),萎缩性胃炎(轻度),胃窦多发Ⅱa型病灶。胃窦活检:小凹上皮增生,慢性萎缩性胃窦炎;未予治疗。后患者2017-12-08就诊于我院急诊,查血常规:WBC 9×10^9/L,Hb 92g/L,PLT 289×10^9/L,Cre 212μmol/L。急诊予以对症治疗后胃肠道症状有缓解。2017-12-28患者至我科门诊就诊,查Cre 163.5μmol/L。为求进一步诊治收入我科。

既往史：有左心室流出道狭窄、二尖瓣关闭不全病史。2017-09-07行左心室流出道疏通＋二尖瓣机械瓣置换术。当时查肾功能示：BUN 8.20 mmol/L，Cre 85.0 μmol/L，尿酸401.00 μmol/L。术后长期服用华法林抗凝，INR达标。否认其他慢性疾病史。否认过敏史和外伤史。

个人史、婚育史、家族史：均无特殊。

入院查体

T 36.4℃，P 103次/分，R 20次/分，BP 128/73 mmHg。神清，气平，精神可。全身皮肤及巩膜未见黄染，未见出血点。全身浅表淋巴结未触及肿大。双肺呼吸音清，未闻及明显干、湿啰音；心律齐，未闻及明显病理性杂音。腹软，无压痛、反跳痛，肝、脾肋下未及，未触及包块，肾区叩痛阴性。双下肢轻度凹陷性水肿。

辅助检查

24 h尿蛋白总量：334.6 mg↑。肾功能：BUN 11.64 mmol/L↑，Cre 160.0 μmol/L↑，尿酸477.00 μmol/L↑，胱抑素C 1.98 mg/L↑。尿白蛋白/肌酐比：53.0 mg/g↑。尿微量蛋白：微量白蛋白15.50 μg/ml，$α_1$-微球蛋白13.20 mg/L↑，$β_2$-微球蛋白<0.22 mg/L，转铁蛋白<2.06 mg/L，IgG 4.59 g/L。尿常规：尿蛋白阴性，尿隐血1＋，红细胞43.1个/μl↑，白细胞29.1个/μl。血常规：WBC 6.76×10^9/L，N% 78.5%↑，红细胞计数2.88×10^12/L↓，Hb 86 g/L↓，PLT 271×10^9/L；网织红细胞比率4.79%↑。肝功能：Alb 36.3 g/L，ALT 39 U/L，AST 52 U/L↑，TBil 10.0 μmol/L，DBil 2.4 μmol/L，LDH 773 U/L↑，GGT 119.00 U/L↑。ESR 40 mm/h↑；B型钠尿肽389.0 pg/ml↑；肌酸激酶1 184 U/L↑。

其他未见明显异常的检验结果有：C-反应蛋白、降钙素原、静脉血气分析、电解质、肌钙蛋白、血糖、血脂、铁代谢、钙磷镁、PTH、肿瘤指标、补体C3、补体C4、血液轻链、尿液轻链、免疫球蛋白、免疫固定电泳、出凝血指标、乙肝、梅毒、HIV抗体。

心电图：①窦性心律；②T波略高尖（V3～V6）。

心脏彩超：左心室流出道疏通术＋二尖瓣位人工瓣置换术后，图像显示不清，报告仅供参考：①人工瓣瓣口血流速度增快为227 cm/s，伴轻度人工二尖瓣反流。必要时行食管超声检查；②室间隔增厚；③肺动脉高压，伴轻中度三尖瓣反流；④轻度主动脉瓣反流。LVEF：77%。

胸部HRCT：胸部术后改变，心影饱满伴肺动脉增粗，右心缘旁可疑结节影，必要时CT增强；两肺纹理增多伴多发斑片条索灶；扫及双侧乳腺结节，请结合乳腺相关检查；慢性胆囊炎改变。

腹部超声：胆囊壁毛糙；肝脏、胰腺、脾脏、双侧肾脏、双侧输尿管、膀胱未见明显异常。

初步诊断

急性肾损伤；中度贫血；心脏瓣膜置换术后；肺结节。

诊断思路

患者为老年女性，病程<3个月，临床表现为肾功能减退、少量蛋白尿、血尿，肾脏大小

结构正常,无肾性骨病、高血压等并发症,有中度贫血(正细胞正色素),入院前2个月余行左心室流出道疏通＋二尖瓣机械瓣置换术。术后长期服用华法林。无法肾穿刺活检明确病理,风湿免疫、肝炎、肿瘤等指标均阴性。患者初步诊断为急性肾损伤、中度贫血,下一步需要完善哪些检查,如何进一步诊断与治疗?

从急性肾损伤的角度进行分析,急性肾损伤主要分为:①肾前性,主要为肾灌注不足引起;②肾性,包括肾性血管性疾病、肾性肾小球疾病、肾性肾小管及间质性疾病;③肾后性,主要为尿路梗阻引起。结合患者病史、体检和实验室检查,未提示肾灌注不足、尿路梗阻等情况,考虑为肾性急性肾损伤。

从贫血的角度进行分析,贫血的主要原因分为以下3个方面:①红细胞生成减少:原因包括骨髓造血细胞异常、造血原料缺乏、造血微环境异常(促红细胞生成素缺乏等),根据患者病史和实验检查,可排除造血原料缺乏、造血微环境异常因素。②红细胞破坏过多:原因包括红细胞自身异常,或红细胞周围环境异常(免疫性、非免疫性溶血性贫血),患者风湿免疫指标均阴性,故排除免疫性溶血病因,需进一步排查其他可能引起溶血的非免疫性因素。③失血性贫血:常见原因为消化道出血、月经过多等,根据患者病史,可排除。因此将病情聚焦于肾性急性溶血性贫血、红细胞破坏过多等方面,故需要进一步行外周血涂片以明确是否存在溶血;根据患者近期存在人工瓣膜置换术病史,需行心脏超声进一步评估是否存在心脏瓣膜问题。

进一步检查

外周血异常细胞形态:N% 71.0%↑,淋巴细胞百分比23.0%,单核细胞百分比5.0%,异常红细胞形态检查(成熟红细胞)示轻度大小不均,中央浅染区扩大,其他偶见红细胞碎片约占1%,计数细胞数100.00。

尿游离血红蛋白＋尿含铁血黄素(ROUS):尿含铁血黄素阴性,尿游离血红蛋白阳性↑。

经食管超声心动图:二尖瓣位人工瓣置换术后,人工二尖瓣瓣周漏,伴中度反流。(图11-1)。

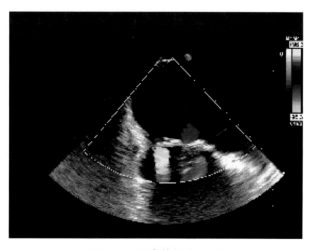

图11-1 经食管超声心动图

治疗与转归

患者经食管超声心动图提示患者存在人工二尖瓣瓣周漏,于全麻体外下行瓣周漏修补术,术中探查见二尖瓣人工瓣 6:00～10:00 瓣周漏,换瓣线带垫片可靠缝合。术顺,术后予抗感染、支持等治疗。出院时复查指标:Cre 125 μmol/L, BUN 13.50 mmol/L; WBC 15.58×10^9/L, Hb 108 g/L↓, PLT 373×10^9/L。

讨论与分析

溶血性贫血在新一代人工瓣患者中常见,溶血通常为轻度亚临床溶血,表现为血清乳酸脱氢酶浓度轻度升高。机械瓣比生物瓣更常出现溶血性贫血。这些人工瓣的溶血与瓣周反流有关,少数与生物瓣结构退变有关。起病特征可能不明显,包括贫血、心力衰竭、黄疸、尿色加深、血清乳酸脱氢酶升高、新发反流杂音或原有反流杂音改变。外周血涂片示数量不等的裂体细胞和红细胞小碎片,提示微血管病。植入人工瓣的患者出现血管内溶血性贫血,即可给出诊断。需行经胸壁超声心动图评估人工瓣压力梯度和反流,包括瓣周漏。另外也要行经试管超声心动图,尤其是二尖瓣位人工瓣患者。

瓣周漏是心脏瓣膜置换后特有的并发症,发生率为 2%～15%,是最常见的换瓣后再手术原因。二尖瓣发生瓣周漏的比例高于主动脉瓣(12.6% vs 2.3%),很少发生在三尖瓣和肺动脉瓣。瓣周漏时,在瓣膜周围出现血液回流,红细胞所承受的压力或冲击力比正常时候大,超过了正常红细胞所能承受的力量,致使红细胞破碎。瓣周漏所致的机械性溶血使肾小球滤过的游离血红蛋白量增加。血的速度超过肾小管重吸收血红蛋白的能力,血红蛋白就会进入尿液中,导致不同程度的尿液变色,尿色深浅根据病情的严重程度所不同。血红蛋白尿可导致急性肾小管坏死和急性肾损伤,致病机制是肾脏灌注减少、血红素相关细胞毒性、血红素和溶酶体在肾小管内形成管型。

针对瓣膜置换术后溶血性贫血的治疗主要有维持体液平衡、纠正贫血、必要时输血,治疗急性肾损伤等并发症,治疗心力衰竭,对于瓣周漏症状严重者应行外科手术更换或修复。

最终诊断

急性肾损伤;溶血性贫血;心脏瓣膜置换术后,瓣周漏;甲状腺结节;肺结节。

专家点评

瓣周漏是心脏瓣膜置换术后的特有并发症,多伴有溶血性贫血。对于有心脏瓣膜置换术史并发生溶血性贫血的患者,应考虑瓣膜相关性机械性溶血。本病例为一例二尖瓣置换后发生溶血性贫血并引起急性肾损伤的老年女性患者,在病因诊断方面应注意与其他引起贫血和肾性急性肾损伤的病因鉴别。特别是心脏瓣膜置换术后需长期服用抗凝药物,一旦发生急性肾损伤不具备肾活检明确病因条件,在临床诊疗过程中,鉴别诊断时需注意评估溶血性贫血导致的急性肾损伤。

病例提供者:丁立

点评专家:蒋更如

参考文献

[1] HOLT S，MOORE K. Pathogenesis of renal failure in rhabdomyolysis：the role of myoglobin [J]. Exp Nephrol，2000，8(2)：72 - 76.

[2] HIRAWAT S，LICHTMAN SM，ALLEN SL. Recombinant human erythropoietin use in hemolytic anemia due to prosthetic heart valves：a promising treatment[J]. Am J Hematol，2001，66(3)：224 - 226.

[3] SHAPIRA Y，VATURI M，SAGIE A. Hemolysis associated with prosthetic heart valves：a review[J]. Cardiol Rev，2009，17(3)：121 - 124.

第三章

血液净化治疗及其并发症

病例 12 规律腹膜透析 12 年,食欲缺乏、腹泻半年——不完全性肠梗阻?

主诉

规律腹膜透析 12 年,食欲缺乏、腹泻半年。

病史摘要

现病史:男,40 岁。患者因"IgA 肾病,CKD 5 期"于 2005 年 11 月开始规律腹膜透析 (peritoneal dialysis,PD)。2 年后残肾功能丧失。因透析不充分逐渐增加透析剂量(起始 8 L/d,2009 年 1 月起 10 L/d,2015 年 1 月起 10~12 L/d,均为 2.5% 葡萄糖透析液),4 小时 透析液肌酐与血肌酐比值(D/Pcr)增高(13 年 0.93)。2010 年发生培养阴性腹膜炎 1 次,治 愈。后因超滤衰竭,当地医院行规律 PD+血液透析(hemodialysis,HD)1 次/周。2 年来体 重下降 10 kg。近半年食欲缺乏、不成形便次数增多,无腹痛、恶心、呕吐。2017 年 7 月 14 日 应患者要求拔除 PD 管,术顺。术后患者反复恶心、呕吐胃内容物,伴腹泻。血常规 WBC 13.6×10⁹/L,Hb 107 g/L,PLT 90×10⁹/L。CRP 90.3 mg/L。电解质:K⁺ 3.4 mmol/L, Na⁺ 143 mmol/L,Cl⁻ 92 mmol/L;血清淀粉酶(amylase,AMY)(—)。考虑急性胃肠炎,予 抗感染治疗。治疗后患者症状无改善,仍恶心、呕吐、解不成形便。现为进一步治疗收入院。

既往史:2010 年因继发性甲状旁腺功能亢行甲状旁腺切除术,2013 年行左肾癌根治 手术。

入院查体

T 36.0℃,RR 18 次/分,HR 65 次/分,BP 132/84 mmHg;BMI 20.1 kg/m²。神清,轻 度贫血貌;心、肺(—);腹软,无压痛,肠鸣音弱;双下肢无水肿。

辅助检查

患者 PD 溶质清除长期不达标(图 12 - 1),D/P 持续升高(图 12 - 2),腹部 CT 示腹膜、 肠系膜及腹腔脏器边缘见弥漫性钙化,肠壁弥漫性增厚,部分小肠胀气、扩张明显(图 12 - 3、 图 12 - 4)。

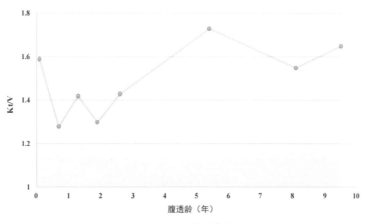

图 12‑1　溶质清除

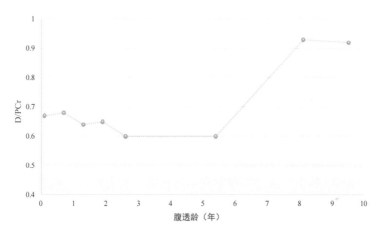

图 12‑2　4 h透析液肌酐与血肌酐比值(4 h D/Pcr)

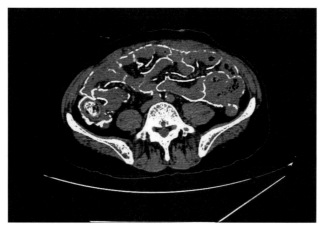

图 12‑3　腹部CT(2017‑07‑18):腹膜、肠系膜及腹腔脏器边缘见弥漫性钙化,肠壁弥漫性增厚,盆腔积液

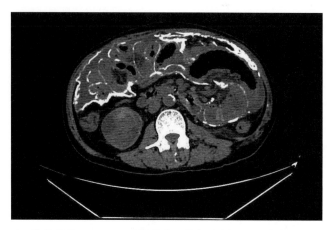

图 12-4　腹部 CT(2017-8-1)部分小肠胀气、扩张明显,考虑小肠梗阻可能

初步诊断

不完全性肠梗阻;IgA 肾病,慢性肾脏病 5D 期,血液透析;左肾癌术后;右肾多发囊肿;甲状旁腺切除术后;高血压。

诊断思路

中年男性,12 年透析龄,PD 治疗 2 年后残肾功能丧失。因腹膜超滤功能衰竭,于 2015 年 3 月起行 PD 联合每周 1 次 HD 治疗。近半年时有腹胀、食欲缺乏、腹泻,体重下降。CRP 轻度增高,低蛋白血症,贫血。腹部影像学提示肠梗阻。患者此次入院的主要原因为不完全性肠梗阻,注意此病例可能引起肠梗阻的病因,需要进行鉴别的病因包括以下。

(1)包裹性腹膜硬化症(encapsulating peritoneal sclerosis,EPS):PD 患者出现无明显病因的非特异性胃肠道症状(如腹痛、恶心、食欲不振、便秘、腹泻、呕吐),尤其是超滤能力逐渐下降导致液体潴留和水肿时,应怀疑 EPS,腹膜溶质转运速率进行性升高提示可能出现 EPS,CT 可发现腹膜钙化以及肠壁增厚、缩窄束带和扩张。确诊需要行剖腹手术和(或)腹腔镜,可发现特征性的增厚腹膜包围肠内容物。

(2)麻痹性肠梗阻:多发生于开腹手术术后,电解质紊乱可加重麻痹性肠梗阻,影像学检查显示结肠和直肠内存在气体,腹部 CT 或全小肠造影并未证实有机械性肠梗阻,患者目前病史暂不能排除此原因。

(3)肿瘤性占位:影像学上可发现占位性病变,部分肿瘤性占位早期可能在影像学上表现不明显。

(4)肠结核:可有低热、乏力、体重减轻、盗汗的临床表现,并初选肠溃疡-缩窄性疾病的临床表现,包括肠绞痛、腹胀、慢性腹泻、恶心、呕吐、便秘和出血;肠梗阻为肠结核的常见并发症;患者病史暂不支持,需行 T-SPOT 等检查进一步排除。

进一步检查

实验室检查:肿瘤标志物(一);钙 2.28 mmol/L,磷 1.69 mmol/L,PTH 129 pg/ml。TB

抗体(一)，T-SPOT(一)。

胸部CT平扫：两肺多发纤维条索灶，两侧胸膜增厚。

腹膜组织病理：致密纤维组织伴钙化(图12-5)。

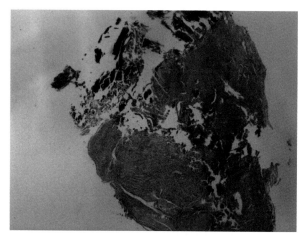

图12-5　腹膜组织病理

治疗与转归

经积极抗感染、禁食、胃肠减压、肠外营养支持、血液透析等治疗后，患者恶心、呕吐症状渐缓解，有排便、排气，炎症指标逐渐下降，逐步开放饮食，无症状反复。病情稳定后予泼尼松[0.8~1 mg/(kg·d)]治疗。

讨论与分析

EPS是长期腹膜透析的罕见并发症，预后差，病死率高。以腹膜内炎细胞浸润、纤维化，进而形成纤维膜，部分或完全包裹肠管为特征，导致持续或反复肠梗阻，伴全身营养耗竭、腹膜超滤功能下降。发生机制可能为透析引起腹膜慢性炎症，腹膜间皮细胞增殖以及腹膜毛细血管生成。纤维蛋白生成和内皮通透性增加会导致腹膜中沉积大量纤维蛋白；细菌性腹膜炎发作或因转为血液透析、肾移植等停腹膜透析后腹膜过度反应继续加重增加纤维蛋白沉积。

EPS进展缓慢且缺乏特异性症状，需结合临床和影像学表现诊断，在腹膜透析多年(通常>5年)后发生，常伴有多次重度腹膜炎发作。EPS会逐步进展，分为早期(炎症)和晚期(肠梗阻)。早期症状和体征并无特异性，包括厌食、恶心、腹泻和间歇性腹痛、血性腹水，并伴有炎症状态：发热、乏力、CRP升高、贫血、低蛋白血症，但尚不足以诊断EPS。晚期的临床特征更为明显，由肠梗阻和(或)腹膜粘连引起，出现便秘、腹部包块、严重营养不良及体重下降，进而肠梗阻，禁食可缓解，数月后复发，但间歇期逐渐缩短。实验室检查没有特异性表现：腹膜透析液中或可检出白细胞，但数量较少，通常没有特异性；连续腹膜平衡试验有可能发现溶质转运增加和超滤减少的趋势。腹部CT可发现腹膜钙化以及肠壁增厚、缩窄束带和扩张。肠壁束带和腹膜钙化的特异性最高，但在没有特征性症状和体征时，单凭影像学异常无法确诊。剖腹手术和(或)腹腔镜才能真正确诊,术中可发现特征性的增厚腹膜包围肠内容物,但由于手术创伤过大,因而很少进行。如果进行腹膜活检,可发现腹膜纤维化表现,包括成纤维细胞增生、间皮细胞脱落、单核细胞浸润、血管周围出血、纤维素沉积、炎细胞浸润,以及血管新生、小静脉透明变性、管腔狭窄。但需要注意的是,显微镜下病理表现非特异性,与腹膜超滤衰竭和长透龄患者感染性腹膜炎有重叠;不能依赖机会性的腹膜活检诊断 EPS。

EPS 的治疗方法包括:终止腹透、营养支持、药物治疗和手术。发生 EPS 需要终止腹透,但是否能组织 EPS 进程目前仍不确定。相当比例的早期患者通过肠外营养支持可改善消化道梗阻症状;但对于晚期 EPS,单纯的营养支持治疗效果不佳。药物治疗方面,目前应用较多的药物包括糖皮质激素和他莫昔芬。糖皮质激素可抑制腹膜炎症反应、减少胶原生成,是应用和报道最多的药物。可使患者死亡风险大幅下降。泼尼松 $0.5\sim1.0$ mg/(kg·d)维持 4 周,减量至 $0.25\sim0.5$ mg/(kg·d)维持 8 周,半年后减至 10 mg qd,疗程至少 1 年,对于治疗有效但炎症状态持续存在的患者需延长疗程。他莫昔芬为选择性雌二醇受体调节剂,抑制纤维化。使用剂量为 $10\sim20$ mg bid,至少 1 年,单独使用或与糖皮质激素联合使用。目前他莫昔芬的研究对其效果仍存在争议。其他有个案或小规模病例报道提示西罗莫司、硫唑嘌呤、霉酚酸酯可能对治疗 EPS 有效,通常与糖皮质激素联合使用。对于反复或持续肠梗阻,保守治疗无法改善营养状况,腹膜炎、腹腔内出血者需要进行手术治疗。手术的主要并发症包括:复发(25%),肠瘘,脓毒血症。为预防复发,术后可给予糖皮质激素或他莫昔芬治疗。个案报道手术治疗 EPS 失败的病例接受小肠-肾脏联合移植获得良好效果。

最终诊断

不完全性肠梗阻;包裹性腹膜硬化症;IgA 肾病,慢性肾脏病 5D 期,血液透析;左肾癌术后;右肾多发囊肿;甲状旁腺切除术后;高血压。

专家点评

包裹性腹膜硬化为腹膜透析患者的罕见并发症,需要结合患者病史和临床表现、影像学检查结果进行诊断,疾病早期阶段通过停止腹膜透析、肠外营养支持、药物治疗等内科手段控制病情进展,对梗阻明显或保守治疗无效的病例需积极考虑外科干预。一旦发生包裹性腹膜硬化,预后极差。本病例为长期腹膜透析后超滤功能衰竭转血透后发生 EPS 的患者,结合其病史和相关检查,应当考虑到 EPS 的可能性,并早期进行综合干预治疗。

病例提供者:严豪
点评专家:方炜

参考文献

[1] BALASUBRAMANIAM G, BROWN EA, DAVENPORT A, et al. The Pan-Thames EPS

study：treatment and outcomes of encapsulating peritoneal sclerosis［J］. Nephrol Dial Transplant，2009，24(10)，3209 - 3215.

［2］KAWAGUCHI Y，SAITO A，KAWANISHI H，et al. Recommendations on the management of encapsulating peritoneal sclerosis in Japan，2005：diagnosis，predictive markers，treatment，and preventive measures［J］. Perit Dial Int，2005，25 Suppl 4：S83 - S95.

［3］SUMMERS AM，CLANCY MJ，SYED F，et al. Single-center experience of encapsulating peritoneal sclerosis in patients on peritoneal dialysis for end-stage renal failure［J］. Kidney Int，2005，68(5)：2381 - 2388.

［4］VIZZARDI V，SANDRINI M，ZECCHINI S，et al. Encapsulating peritoneal sclerosis in an Italian center：thirty year experience［J］. J Nephrol，2016，29(2)：259 - 267.

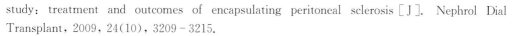

病例13 规律血液透析 6 年，阵发性下肢抽筋 6 个月——不宁腿综合征？

主诉

规律血液透析 6 年，阵发性下肢抽筋 6 个月。

病史摘要

现病史：患者女性，62 岁，规律血透 6 年余，近半年因睡眠欠佳，半夜常因"小腿抽筋"惊醒，透析时下肢时有不适，变换体位后好转，夜间及休息时加重。未重视，未规律治疗。

既往史：既往"高血压"病史 7 年余，"冠心病"病史 4 年。既往有慢性乙肝病史。2013 年行动静脉内瘘术。预防接种史不详。否认过敏史、外伤史及输血史。

个人史：出生于上海。工人。否认疫水接触史，否认疫区久居史，否认冶游史，否认吸烟史，否认饮酒史。

婚育史：已婚已育。

月经史：13 岁初潮，无痛经，经期规则，经量中等。

家族史：否认家族遗传病史。

入院查体

T 36.5℃，P 79 次/分，R 20 次/分，BP 154/74 mmHg。神清，气平，精神可。对答切题。全身皮肤黏膜未见黄染，浅表淋巴结未及肿大。双肺呼吸音清，未及明显啰音。心律齐，未及杂音。腹软，无压痛，未及肿块。双下肢无水肿。神经系统检查(-)。

辅助检查

血常规：WBC $9.70×10^9$/L，N% 65.9%，Hb 103 g/L，PLT $78×10^9$/L。肾功能(透析前)：BUN 26.00 mmol/L，Cre 1 130.0 μmol/L，尿酸 549.00 μmol/L。肝功能：TP 63.4 g/L，Alb 35.3 g/L，ALT 10 U/L，AST 11 U/L，TBil 5.5 μmol/L。血气分析(透析前)：pH 7.268，碳酸氢根浓度 20.1 mmol/L；$β_2$-微球蛋白(透析前)80.6 mg/L；CRP 3.88 mg/L；

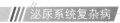
BNP 600 pg/ml。血脂：TG 1.01 mmol/L，TC 3.49 mmol/L，LDL－C 2.14 mmol/L，HDL－C 0.97 mmol/L。肌钙蛋白 0.02 ng/ml；HbA1c 5.8%。乙肝、丙肝、戊肝、HIV 抗体、TPPA：HBsAg（＋＋），余阴性。肿瘤指标：阴性。

初步诊断

慢性肾脏病 5D 期；规律血液透析；乙型肝炎。

诊断思路

该患者为规律透析 6 年的中老年女性患者，以睡眠欠佳、半夜常因"小腿抽筋"惊醒、透析时下肢时有不适为主要临床表现。既往有乙肝病史，实验室检查提示贫血。下一步还需完善哪些检查明确患者诊断与治疗？

维持性血液透析患者常见的运动系统疾病主要见于以下类型。

（1）不宁腿综合征：是血液透析患者常见神经系统并发症，临床特点以患者渴望动腿，常常伴有感觉障碍，安静或夜间休息状态下症状出现或加重，活动时部分或完全消失，严重者可引起失眠、焦虑或抑郁。根据病因可分为原发性和继发性，常见继发原因包括铁缺乏、叶酸缺乏、妊娠、风湿性疾病、慢性肾脏病等。需同时满足以下条件者可诊断为不宁腿综合征：①有移动双腿的冲动，通常但不总是伴随着腿部不舒服和不愉快的感觉，或感觉到是由腿部不舒服和不愉快的感觉引起的；②在休息或不活动（如躺下或坐着）期间，移动腿的冲动和伴随的不愉快感觉开始或恶化；③移动双腿的冲动和伴随而来的不愉快感觉部分或全部可通过运动缓解，比如走路或伸展；④在休息或不活动时，想要活动双腿的冲动和任何伴随的不愉快感觉只在晚上出现，或者比白天更严重；⑤排除其他药物或病症导致症状的可能，如腿抽筋、习惯性叩腿等。

（2）静坐不能：主要由于内心不安产生肢体活动，并非不适感，症状为全身性，白天出现，夜间不出现，休息不加重，多见于服用抗精神病药物的患者。该患者主要以下肢不适、夜间及休息时加重为特征，故可排除。

（3）多发性神经病变：原发及继发于糖尿病、尿毒症的神经病变，主要表现为疼痛，可伴感觉异常、神经传导速度降低。结合该患者病史及临床表现可排除。

（4）帕金森病：帕金森病可合并不宁腿综合征。部分帕金森病症状表现与"静坐不能"相似。结合该患者病史、临床表现，符合不宁腿综合征的诊断，可行铁代谢、矿物质代谢等相关检查进一步明确诊断，同时行头颅 CT 检查排除其他疾病引起的运动障碍。

进一步检查

实验室检查：肌酸激酶 1394 U/L；PTH 508.8 pg/ml；钙 2.29 mmol/L，磷 2.81 mmol/L；铁 5.2 μmol/L；铁蛋白 19.90 μg/L；总铁结合力 48.24 μmol/L；TSAT 10.77。肾功能（透析后）：BUN 6.60 mmol/L，Cre 318.0 μmol/L，尿酸 132.00 μmol/L，KT/V 1.63，URR 74.6%；β_2-微球蛋白（透析后）：35.2 mg/L。

头颅 CT：双侧侧脑室旁、半卵圆中心及左侧丘脑腔梗死。部分性空蝶鞍。老年性脑改变。扫及双侧上颌窦炎（图 13－1）。

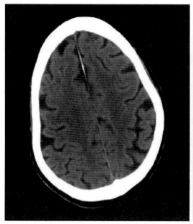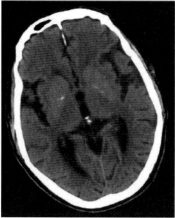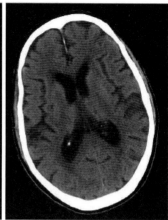

图 13-1 头颅 CT

治疗与转归

患者治疗方案如下:①宣教,加强下肢运动;②请神经科会诊后,予口服多巴丝肼 125 mg qn;③静脉铁剂 100 mg qw;④3 个月后复诊。

患者下肢抖动明显好转。实验室指标显示:血清铁 9.7 μmol/L,总铁结合力 50.24 μmol/L,TSAT 19.30%,铁蛋白 30.40 μg/L,Hb 115 g/L。

讨论与分析

不宁腿综合征(restless legs syndrome,RLS)又称 Willis-Ekbom 病,是一种常见的运动系统疾病。临床特点为患者渴望动腿,常常伴有感觉障碍,安静或夜间休息状态下,症状出现或加重,活动时部分或完全消失。ESRD 患者 RLS 发病率为 6.6%~50.2%,普通人群发病率为 1.6%~15%。合并 RLS 的 ESRD 患者发生焦虑、抑郁、失眠的风险更高,20% 的 RLS 患者出现过因 RLS 中断 HD 的情况。目前认为 RLS 的发病主要与间脑脊髓多巴胺(DA)神经元转运和储存铁异常、脊髓反射弧功能异常、脊髓上位神经中枢抑制功能障碍以及中枢神经阿片系统异常有关。在普通人群中,铁缺乏、怀孕、肾脏病变、风湿性疾病、药物(抗组胺药、多巴胺受体抑制药、止呕药、米氮平等)是 RLS 发病主要危险因素;对于终末期肾脏病患者,体液、电解质和激素水平以及代谢异常可导致 RLS 发病率显著增加。RLS 的临床表现特点包括:多发生于下肢的一种自发的、难以忍受的异常感觉,腓肠肌最常见(不宁腿);下肢深部或骨头内撕裂、蠕动、烧灼的异常感觉,持续数秒或一分钟,反复发作;被迫踢腿,活动关节或按摩腿部。2014 年,国际不宁腿综合征工作组提出了 5 条 RLS 的诊断标准,必须同时满足 5 条标准才能诊断为 RLS,具体如下:①想要移动双腿的冲动,通常但不总是伴随着腿部不舒服和不愉快的感觉,或感觉到是由腿部不舒服和不愉快的感觉引起的。②在休息或不活动(如躺下或坐着)期间,移动腿的冲动和伴随的不愉快感觉开始或恶化。③移动双腿的冲动和伴随而来的不愉快感觉部分或全部可通过运动缓解,比如走路或伸展。④在休息或不活动时,想要活动双腿的冲动和任何伴随的不愉快感觉只在晚上出现,或者比白天更严重。⑤排除其他药物或病症导致症状的可能,如腿抽筋、习惯性叩腿等。RLS 支持性诊断包括 RLS 家族史、多巴胺类药物治疗有效、运用多导睡眠图或肢体活动仪检测到清醒或睡眠时肢体周期性运动。

　　RLS 的治疗通常是在症状影响患者生活质量时开始治疗,包括药物治疗和非药物治疗。在最新的指南中,提出建议使用 α2δ 配体而不是多巴胺受体激动剂作为一线治疗。建议从单药治疗开始,联合治疗虽已取得较好的疗效,但缺乏随机临床试验数据。目前已被 FDA 批准用于治疗 RLS 的药物包括加巴喷丁酯、罗匹尼罗、罗替戈汀、普拉克索、卡麦角林。对于终末期肾脏病患者 RLS 的治疗分为非药物治疗、药物治疗和肾移植。非药物治疗包括运动、睡眠卫生、腿部按摩、避免加重因素等。药物治疗包括多巴胺受体激动剂、α2δ 配体、苯二氮䓬类、多巴胺能药物和铁剂。研究显示,在终末期肾脏病患者中多巴胺受体激动剂效果优于多巴胺药物。但在使用多巴胺受体激动剂或多巴胺能药物患者中,有 $8\% \sim 60\%$ 的患者可能出现症状加重的不良反应。通常在用药 1 周后出现,每次用药前两小时发生,症状特点是不适感及强迫动作加重,具体机制不清,可能与 D1/D2 受体过度活化、多巴胺能药物半衰期较短有关。α2δ 配体的作用机制为调节钙通道,阻断谷氨酸类神经递质传导。一项随机对照临床研究显示,血液透析患者中加巴喷丁改善睡眠效果好于左旋多巴。对于单药控制不佳的患者,在排除引起症状加重的药物、睡眠方式等后,可联用不同类型的治疗药物。

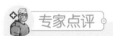 最终诊断

　　慢性肾脏病 5D 期;规律血液透析;乙型肝炎;肾性贫血;CKD - MBD;RLS。

◆ 专家点评 ◆

　　RLS 为终末期肾脏病患者常见并发症,具体发病机制尚未完全阐明,大脑铁缺乏为发病重要原因。目前 RLS 的诊断依赖医生主观判断,缺乏客观指标。多巴胺受体激动剂、多巴胺能药物、α2δ 配体、苯二氮䓬类药物、阿片类药物是治疗不宁腿综合征的有效药物。

　　　　　　　　　　　　　　　　　　　　　　病例提供者:沈剑箫
　　　　　　　　　　　　　　　　　　　　　　点评专家:倪兆慧

参考文献

[1] GONZALEZ-LATAPI P, MALKANI R. Update on restless legs syndrome:from mechanisms to treatment[J]. Curr Neurol Neurosci Rep,2019,19(8):54.

[2] ALLEN RP. Restless leg syndrome/Willis-Ekbom disease pathophysiology[J]. Sleep Med Clin,2015,10(3):207 - 214.

[3] SAHLI ZT, JO J, MOUSA SA, et al. Clinical management of restless legs syndrome in end-stage renal disease patients[J]. CNS Spectr,2017,22(1):14 - 21.

[4] PELLECCHIA MT, VITALE C, SABATINI M, et al. Ropinirole as a treatment of restless legs syndrome in patients on chronic hemodialysis:an open randomized crossover trial versus levodopa

sustained release[J]. Clin Neuropharmacol，2004，27(4):178－181.

［5］ RAZAZIAN N，AZIMI H，HEIDARNEJADIAN J，et al. Gabapentin versus levodopa-c for the treatment of restless legs syndrome in hemodialysis patients：a randomized clinical trial[J]. Saudi J Kidney Dis Transpl，2015，26(2):271－278.

第四章

肾移植及其并发症

病例14 肾移植术后 5 个月,尿泡沫增多 1 个月——移植肾功能不全?

主诉

肾移植术后 5 个月,尿泡沫增多 1 个月。

病史摘要

现病史:男,26 岁,2002 年起出现尿泡沫增多,外院肾穿结果示"部分肾小球硬化",后患者肌酐进行性升高,2007 年起规律血液透析。移植前评估查:A 型血,PRA Ⅰ类 0%,PRA Ⅱ类 0%。2014 - 06 - 05 行同种异体肾移植术,2014 - 06 - 05 行同种异体肾移植术,手术顺利,予 ATG 50 mg qd×5 d 诱导抗排斥,甲泼尼龙 300 mg qd×3 d,后逐渐减量至 10 mg qd。维持治疗方案:他克莫司 1.5 mg bid,麦考酚钠 360 mg bid,泼尼松 7.5 mg qd,术后肾功能恢复至 Cre 113 μmol/L,eGFR 77 ml/(min · 1.73 m²)。术后移植肾 B 超:移植肾大小 112 mm×40 mm,形态正常,皮髓质分界清,实质回声正常,肾盂分离 5 mm。后患者规律随访,2014 - 11 - 26 当地医院检查肌酐 240 μmol/L,患者目前无发热,尿量 1 000 ml/d,遂收治入院。

既往史:慢性肾功能不全十余年,规律血透 7 余年,原发病为部分肾小球硬化。2002 年行肾穿刺活检术,2007 年行左前臂动静脉瘘成形术。2014 - 06 - 05 行同种异体肾移植术。供者信息:女,大学生,21 岁,脑血管意外(脑出血)死亡。对"头孢类"药物过敏。

婚育史:否认。

家族史:否认。

输血史:否认。

入院查体

T 36.7℃,P 82 次/分,R 18 次/分,BP 145/83 mmHg。神清,气平,双肺呼吸音清,未及干、湿啰音,心律齐,无杂音,腹软,无压痛,右下腹见一手术瘢痕,双下肢无水肿,左前臂动静脉内瘘可及震颤和血管杂音。

◆ 辅助检查 ▶▶▶

2014 年 6 月术后 1 个月肾功能恢复情况如图 14 - 1 所示。

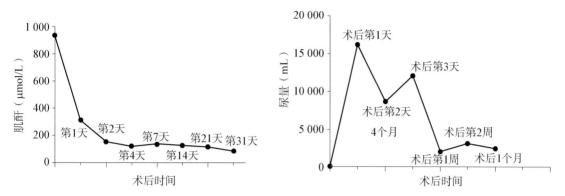

图 14 - 1 患者术后 1 个月肾功能恢复情况

2014 - 11 - 27

肾功能:Cre 217 μmol/L,BUN 15.7 mmol/L,尿酸 499 μmol/L。

血常规:WBC 6.01×10^9/L, Hb 91 g/L, N% 88.4%, PLT 151×10^9/L。

尿常规:尿蛋白(一),白细胞 2 个/HP,红细胞 0 个/HP。

FK506 浓度:5.3 ng/ml。

移植肾 B 超:移植肾 115 mm×42 mm,形态正常,皮髓质分界清,实质回声正常,肾盂分离 7 mm,阻力指数 0.7。

肝功能:Alb 36 g/L,ALT 11 U/L, AST 13 U/L, TBil 7 μmol/L。

血脂:TC 4.46 mmol/L, TG 1.81 mmol/L。

空腹血糖:4.8 mmol/L。

电解质:Na^+ 144 mmol/L, K^+ 4.7 mmol/L, Cl^- 116 mmol/L。

尿微量蛋白系列(一),24 h 尿蛋白定量:39.6 mg/d。

ESR 19 mm/h, CRP 5.1 mg/L, PCT(一), CMV - IgM(一), CMV - IgG>250 AU/ml, CMV - DNA(一), EBV - IgM(一), CMV - IgG(＋), EBV - DNA(一)。

肿瘤标志物:CEA、AFP、CA199、CA50、CA211、NSE、Scc、PSA、fPSA 均(一)。

◆ 初步诊断 ▶▶▶

移植肾功能不全。

◆ 治疗及转归 ▶▶▶

排除禁忌后行肾穿刺活检术。

移植肾活检病理结果如表 14 - 1、图 14 - 2~图 14 - 4 所示。

表 14-1 移植肾活检病理结果

一、荧光检查:肾小球 4 只

指标	荧光强度	沉积物形态	部位	分布范围
IgG	+	线样	毛细血管样	弥漫
IgA	±	线样	毛细血管样	弥漫
IgM	±	线样	毛细血管样	弥漫
C3	−			
C1q	−			
κ	±	线样	毛细血管样	弥漫
λ	±	线样	毛细血管样	弥漫

二、光镜检查:

镜下共见 11 只肾小球,各小球系膜细胞未见明显增生,个别小球系膜基质节段性轻度增多。轻度小管间质病变,间质多灶性炎症细胞浸润,灶性小管炎(1~3 个炎症细胞/小管切面)。小叶间动脉内膜节段性增厚。

诊断:可符合 BANFF Borderline change

备注:疑似急性排斥反应

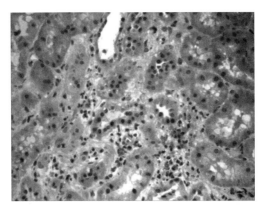

图 14-2 移植肾活检病理结果(HE×400)

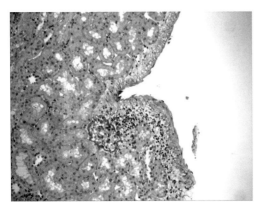

图 14-3 移植肾活检病理结果(PAS×200)

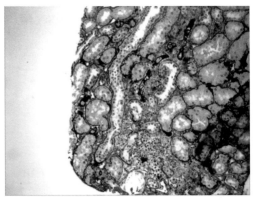

图 14-4 移植肾活检病理结果(PASM×200)

第一次入院治疗

2014-11-27 行移植肾穿刺活检术,考虑移植肾急性排斥,给予甲泼尼龙 200 mg/d(11-28～11-30),12/1 减量至 80 mg/d(12-01～12-03),12-04 泼尼松 50 mg/d 口服,门诊逐渐减量,他克莫司 1.5 mg bid,麦考酚钠 360 mg bid,泼尼松 7.5 mg qd,经治疗后肾功能恢复(图 14-5)。

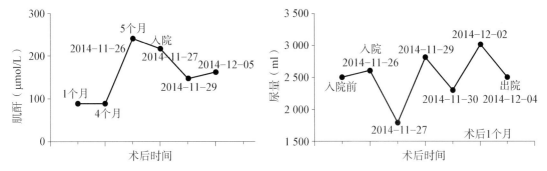

图 14-5　患者第一次入院治疗后肾功能恢复情况

2014-12-03 移植肾 B 超:移植肾 118 mm×44 mm,肾盂分离 10 mm,阻力指数 0.7,肾功能恢复至 Cre 161 μmol/L,eGFR 50 ml/(min·1.73 m²),2014-12-04 出院。

移植后第二次入院(术后 6 个月)

2014-12-08 门诊复查 Cre 294 μmol/L,2014-12-09 入院(尿量 1000 ml/d)。查体:T 36.8℃,P 78 次/分,R 20 次/分,BP 159/88 mmHg。神清,气平,双肺呼吸音清,未闻及干、湿啰音,心律齐,无杂音,腹软,无压痛,右下腹见一手术瘢痕,双下肢无水肿,左前臂动静脉内瘘可及震颤和血管杂音。肾功能:Cre 351.2 μmol/L,BUN 22.9 mmol/L,尿酸 445 μmol/L。血常规:WBC 10.7×10⁹/L,Hb 98 g/L,N% 96.4%,PLT 180×10⁹/L。尿常规:尿蛋白(一),白细胞 8～10 个/HP,红细胞(一),FK506 浓度 5.8 ng/ml。移植肾 B 超:移植肾 140 mm×61 mm,肾盂分离 27 mm,阻力指数 0.68。

第二次入院治疗

2014-12-12 行移植肾输尿管镜 D-J 管置入,他克莫司 1.5 mg bid,麦考酚钠 360 mg bid,泼尼松 7.5 mg。

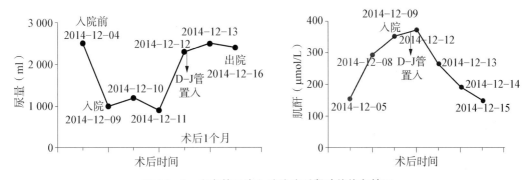

图 14-6　患者第二次入院治疗后肾功能恢复情况

2014-12-16 移植肾 B 超:移植肾 135 mm×51 mm,肾盂分离 15 mm,肾功能恢复至

Cre 148 μmol/L，eGFR 55 ml/(min • 1.73 m^2)，如图 14 - 6 所示，2014 - 12 - 16 出院。

移植后第三次入院

2015 - 02 - 03 出现少尿，尿量 400 ml/d，2015 - 02 - 06 入院。肾功能：Cre 212.2 μmol/L，BUN 12.4 mmol/L。血常规：WBC 7.53×10^9/L，Hb 108 g/L，N％ 87.9％，PLT 158×10^9/L。尿常规：尿蛋白(一)，白细胞 5 个/HP，红细胞 17 个/HP。移植肾 B 超：移植肾 145 mm×56 mm，肾盂分离 25 mm。腹部 CT：移植肾肾盂、肾盏扩张，移植肾 D-J 管置入术后 FK506 浓度：7.7 ng/ml。

2015 - 02 - 06 膀胱镜下行 D-J 管更换术，留置 D-J 管失败，2015 - 02 - 07 行移植肾经皮肾穿刺造口术(PCN)，术后留置 F9 肾造口管。继续他克莫司 1.5 mg bid，麦考酚钠 360 mg bid，泼尼松 7.5 mg qd。肾功能情况如图 14 - 7 所示。

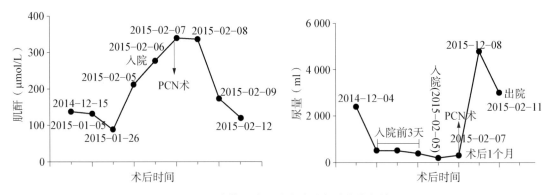

图 14 - 7 患者第三次入院治疗后肾功能恢复情况

2015 - 02 - 11 出院。

移植后第四次入院(术后 8 个半月)

肾移植术后 8 个月，PCN 术后半个月。2015 - 02 - 27 为提高生活质量入院。肾功能：Cre 86.0 μmol/L，BUN 7 mmol/L。PCN 术后引流量正常 2 000～3 000 ml/d。血常规：WBC 6.82×10^9/L，Hb 118 g/L，N％ 74.2％，PLT 191×10^9/L。尿常规：尿蛋白 50 mg/dl，白细胞 15 个/HP，红细胞 611.5 个/HP。尿路造影检查：移植肾轻度积水，输尿管远端狭窄。FK506 浓度：8.4 ng/ml。

第四次入院治疗

继续给予他克莫司＋麦考酚钠＋激素抗排异治疗。2015 - 03 - 12 行剖腹探查术及移植肾输尿管膀胱再植术，术中扪及右侧移植肾输尿管末端硬性肿块，逐步分离肿块，可见输尿管末端包裹性肿块，质稍硬，包膜完整(图 14 - 8)，肿块切除后，行输尿管膀胱再植，术中留置 D-J 管。

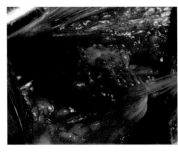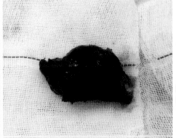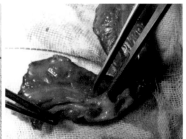

图 14 - 8 术中所见

输尿管肿块术后送病理,输尿管肿块病理结果如下。

病理诊断:"移植肾输尿管肿物"小细胞性恶性肿瘤,倾向髓细胞肉瘤。

免疫组化诊断:"移植肾输尿管肿物",增生肿瘤细胞,LCA(－),CD10(－),CD3(－),CD5(－),CD79a(－),Bcl－2(＋),PAX－5(－),Ki－67(60%＋),CD20(－),CD21(－),CD23(－),CD138(－),MUM－1(－),κ(－),λ(－),CyclinD1(－),CK(－),Vim(＋),MPO(＋),CD56(－),TdT(－),SMA(＋),PG－M1(－),HMB45(－),CD99(＋),TIA－1(－)。符合小细胞恶性肿瘤,倾向髓细胞肉瘤。肿瘤医院病理诊断意见:(移植肾输尿管肿物)结合 HE 形态及原位免疫组化标记结果,符合髓细胞肉瘤。

2015－04－09 PET/CT 结果:①移植肾输尿管髓细胞肉瘤术后,右下腹壁术区 FDG 摄取增高,考虑炎性摄取可能性大,建议随访,原双肾萎缩;②胸部未见异常密度影,FDG 未见异常摄取灶;③胆囊小结石;④双侧上颌窦慢性炎症;⑤脑 FDG 代谢未见异常。

移植后第五次入院(术后 13 个月)

2015－07－27 患者出现无尿,查 Cre 266.5 μmol/L。2015－07－28 CT 示:移植肾积水,移植肾输尿管局部增厚,膀胱壁毛糙。2015－07－29 行"移植肾 PCN 术＋膀胱镜检查术",膀胱三角区见大量滤泡样增生,引流出 2 000 ml 尿量。

2015－07－30 以"髓细胞肉瘤"于仁济医院血液科住院。尿量:2 000 ml/d。肾功能:Cre 297 μmol/L,BUN 14.9 mmol/L,如图 14－9 所示。血常规:WBC 9.43×10^9/L,Hb 126 g/L,N% 94.6%,PLT 186×10^9/L。ALT 10.4 U/L,AST 12.3 U/L。FK506 浓度 6.4 ng/ml。

继续给予他克莫司＋麦考酚钠＋激素抗排异治疗。2015－07－31 行骨髓活检术(右髂后上棘):骨髓增生减退,造血组织 30%,脂肪组织 70%,粒系各期细胞均未见,成熟粒细胞可见。红系幼红细胞

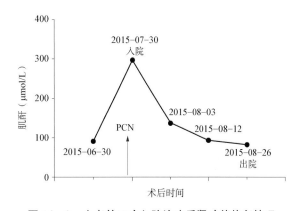

图 14－9　患者第五次入院治疗后肾功能恢复情况

簇散在易见,巨核细胞 6/mm²。PML/RARa 阳性。2015－08－07 PET/CT:移植肾置管术后,输尿管局部增厚伴 FDG 代谢轻度增高,考虑肿瘤复发可能性大,骨盆、双侧股骨、头、面部多发,皮肤及皮下、右下腹壁手术入路软组织 FDG 增高,无法排除肿瘤可能。2015－08－07 行骨髓活检术(左髂后上棘):未见明显异常。2015－08－10 肾内科、移植科、血液科、放射科联合会诊,开始行移植肾输尿管局部放疗:2 Gy/Fx,拟 DT 26Gy/13 Fx(共放疗 11 次)。

肾功能恢复至 Cre 84 μmol/L(图 14－9),eGFR 110 ml/(min·1.73 m²),2015－08－26 出院。

移植后第六次入院(术后 15 个月)

2015－09－11 入院,尿量:2 500 ml/d;肾功能:Cre 86 μmol/L,BUN 6 mmol/L。血常规:WBC 11.81×10^9/L,Hb 129 g/L,N% 85.1%,PLT 174×10^9/L,ALT 16.8 U/L,AST 14.8 U/L。FK506 浓度:5.2 ng/ml。CT(2015－09－15):移植肾轻度积水,输尿管起始端管壁可疑增厚。

第六次入院治疗

继续给予他克莫司＋麦考酚钠＋激素抗排异治疗。2015-09-14 第 3 次行骨髓活检术（右髂后上棘）：骨髓增生正常偏低；巨核细胞可见；粒系总的占 53.5％，各阶段均可见；红系总的占 36.5％，以中晚幼红细胞为主；成熟淋巴细胞占 8.5％。PML/RARa 阳性。染色体核型分析：46，XY[20]。血液肿瘤免疫分析：淋巴细胞比例降低，粒细胞比例增高，免疫表型未见明显异常。诊断：急性早幼粒细胞白血病，2015-09-15 开始给予砷剂＋ATRA 化疗，普乐可复逐渐减量，并改用西罗莫司抗排异治疗。目前，患者肾功能：Cre 83 μmol/L，BUN 6.1 mmol/L。

◆ 讨论与分析 ▶▶▶

恶性肿瘤是移植受者应用免疫抑制剂后主要的并发症之一。随着移植受者存活时间的延长，供、受者年龄的增长，移植后肿瘤的发生率呈明显上升趋势。肾移植后肿瘤主要有三方面来源：移植后患者原发性肿瘤，移植前自身已存在的肿瘤复发，来源于供体的肿瘤。在肾移植受者中，9％～18％的患者死于癌症，移植后恶性肿瘤的总体危险性高出相同年龄对照组 3～5 倍。肾移植受者恶性肿瘤的发病率是透析患者的 10 倍。

肾移植术后恶性肿瘤的发生率及类型因国家、治疗中心和发生时期的不同而异。国外文献报道，肾移植后恶性肿瘤的发生率为 4％～18％，而国内文献的总结为 1.7％～5.2％。肿瘤的类型多种多样，我国肾移植术后发生恶性肿瘤的类型以泌尿系统肿瘤最常见，其次为消化系统肿瘤。瘤发生率和种类的差异除与种族、地域、生活习惯等因素有关外，也与国内大多数移植中心开展移植时间较晚、随访时间短、失访病例多、统计数字不准确以及较少使用抗淋巴细胞球蛋白、抗胸腺细胞球蛋白、OKT3 等强效免疫抑制剂等因素有关[2,5,6]。

移植后发生恶性肿瘤的危险因素包括以下几个方面：

（1）尿毒症：自身体液免疫和细胞免疫存在缺陷。

（2）免疫抑制治疗：强度、持续时间。

（3）病毒感染：EBV 往往与淋巴瘤有关，人疱疹病毒-8 和卡波西肉瘤有明确关系，HBV 和 HCV 与肝癌有关。

（4）其他：HLA 位点错配，高龄，吸烟，脾切除，移植前已患有恶性肿瘤。

供者相关肿瘤：2002 年，对 UNOS 中共计有 34 933 例已去世的供者和 108 062 例接受移植的患者的资料分析表明，发现已去世的 14 例和健在的 3 例供者共 21 种供者相关恶性肿瘤。其中，15 种被描述为供者传播性肿瘤（在进行移植手术时恶性肿瘤已经存在于供者体内），另外 6 种被称为供者获得性肿瘤（移植后从供者的造血细胞和淋巴细胞发育而成的新肿瘤）。黑色素瘤、乳腺癌、肺癌以及一些其他肿瘤属于供者传播性肿瘤。白血病、PTLD 是供者获得性肿瘤。死亡供者相关肿瘤发病率为 0.04％，总的病死率为 38％，其中供者传播性肿瘤的病死率（46％）高于供者获得性肿瘤。

肾移植后恶性肿瘤的筛查：根据患者的既往史、家族史、吸烟情况、死亡风险及筛查方法的特点，为每个肾移植受者制定个体化的筛查方案（未分级）。对于下列癌症，根据一般人群的相应指南筛查：女性，宫颈癌、乳腺癌、结肠癌；男性，前列腺癌、结肠癌。肝硬化代偿期受者，每 12 个月检查肝脏超声和甲胎蛋白（未分级）。

肾移植后恶性肿瘤的内科处理。建议患有癌症的患者减少免疫抑制剂用量（2C）。需要考虑的重要因素包括(未分级)：确诊时癌症的分期；该癌症在免疫抑制状态下是否会加重；该癌症适用的治疗方案；免疫抑制治疗是否影响进行标准化疗的能力。卡波西肉瘤的患者，建议在减少免疫抑制治疗总量的同时使用 mTORi。

髓细胞肉瘤，又称为粒细胞肉瘤、绿色瘤，是发生于髓外部位或骨骼的、由髓系原始细胞或未成熟髓系细胞形成的肿瘤，也是一种罕见的实体瘤，常伴发于急慢性白血病、骨髓增生异常综合征(myelodysplastic syndromes，MDS)，好发于儿童和青少年。髓细胞肉瘤可单发(即孤立性髓细胞肉瘤，外周血和骨髓均无白血病表现)。该肿瘤最常侵犯的部位为软组织、骨、腹膜、淋巴结、胃肠道等，成人的发病率为 2/1 000 000，为罕见病。

文献报道，髓细胞肉瘤在急性髓系白血病(acute myelogenous leukemia，AML)中的发生率为 1.4% ～ 10.4%。髓细胞肉瘤伴急性早幼粒细胞白血病(acute promyelocytic leukemia，APL)临床上少见，可早于或伴随 APL 发生，也可作为 APL 髓外复发的一种方式。髓细胞肉瘤的诊断依赖于临床表现、外周血及肿块的病理活检(组织形态学观察和免疫组织化学检测)。

最终诊断

慢性肾脏病 5T 期，肾移植术后，移植肾输尿管髓细胞肉瘤术后。

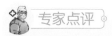 **专家点评**

肾移植患者发生恶性肿瘤的可能性为一般人群的 3 倍。肾移植患者罹患肿瘤的特有危险因素包括免疫抑制剂的类型、程度和持续时间、病毒感染及移植前透析。临床诊疗过程中，应定期筛查、密切关注肾移植患者新发恶性肿瘤，特别是对罕见肿瘤需要抱有足够的重视。

孤立性髓细胞肉瘤为罕见病，关于其治疗仅见于病例报道，目前的报道建议手术＋系统性治疗(化疗＋放疗)，降低随后白血病的发生风险。而髓细胞肉瘤伴 APL 的治疗方案尚无定论。本病例为首例移植肾输尿管髓细胞肉瘤，国内外未见报道。

病例提供者:林其圣

点评专家:姚丽

参考文献

[1] BIRKELAND SA, LØKKEGAARD H, STORM HH. Cancer risk in patients on dialysis and after renal transplantation[J]. Lancet，2000，355(9218)：1886－1887.

[2] FARRUGIA D, MAHBOOB S, CHESHIRE J, et al. Malignancy-related mortality following kidney transplantation is common[J]. Kidney Int，2014，85(6)：1395－1403.

[3] 彭明强，杨志豪，方自林. 国内公开报道的肾移植后并发恶性肿瘤病例的总结分析[J]. 中华器官移植杂志，2005，26(5)：269－271.

[4] 常征，郝俊文，张爱民，等. 免疫抑制剂对肾移植受者术后并发恶性肿瘤的影响[J]. 中华移植杂志(电子版)，2013，7(1)：6－9.

［5］王超，李涛，张健，等. 中国肾移植术后并发恶性肿瘤趋势分析［J］. 器官移植，2015，6(3)：169－173.

［6］曹有军，胡小鹏，尹航，等. 肾移植术后恶性肿瘤发生率分析［J］. 国际移植与血液净化杂志，2014，12(1)：12－15.

［7］YAMAUCHI K，YASUDA M. Comparison in treatments of nonleukemic granulocytic sarcoma：report of two cases and a review of 72 cases in the literature［J］. Cancer，2002，94(6)：1739－1746.

［8］YILMAZ AF，SAYDAM G，SAHIN F，et al. Granulocytic sarcoma：a systematic review［J］. Am J Blood Res，2013，3(4)：265－270.

［9］PILERI SA，ASCANI S，COX MC，et al. Myeloid sarcoma：clinico-pathologic，phenotypic and cytogenetic analysis of 92 adult patients［J］. Leukemia，2007，21(2)：340－350.

病例15 肾移植术后2年余，尿泡沫增多3个月——BK病毒相关肾病？

主诉

肾移植术后2年余，尿泡沫增多3个月。

病史摘要

现病史：男，63岁，10余年前肾穿刺提示局灶节段性及球性肾小球硬化，肌酐进行性升高，2013年1月行血液透析治疗。2013年2月于我院行同种异体肾移植术，手术顺利；术后短期恢复可，无移植肾功能延迟恢复(delayed graft function，DGF)、排斥反应、病毒感染等发生；近期抗排斥治疗方案：泼尼松5 mg qd，吗替麦考酚酯0.75 g bid，他克莫司1 mg bid。移植后肌酐维持于90～100 μmol/L，近期他克莫司浓度4.5～6 ng/ml。近3个月肌酐进行性升高(图15-1)，目前肌酐232 μmol/L。无发热，无移植肾区疼痛，尿量无减少；精神、胃纳、睡眠可，二便如常。

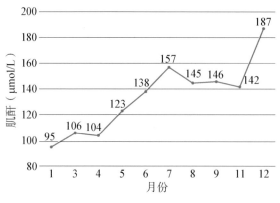

图15-1　患者肌酐水平变化

既往史:无高血压、糖尿病史;否认心脑血管疾病史;否认传染病史。否认输血史。

个人史:无殊。

婚育史:已婚已育。

家族史:无殊。

入院查体

T 36.9℃,P 90 次/分,R 19 次/分,BP 117/77 mmHg。神清,精神可,心、肺(-),腹软,无压痛,双下肢无水肿。

辅助检查

尿常规:蛋白(-),红细胞(-),白细胞(-)。24 h 尿蛋白定量:172 mg/d。尿微量蛋白系列:微量白蛋白(-),IgG(-),转铁蛋白(-),α_1-微球蛋白 25.8 mg/L,β_2-微球蛋白 13.20 mg/L。肾功能:BUN 16.3 mmol/L,Cre 232 μmol/L,尿酸 456 μmol/L;EGFR-EPI 25 ml/(min·1.73 m^2),EGFR-MDRD(4) 25 ml/(min·1.73 m^2)。血常规:WBC 5.5×10^9/L,Hb 96 g/L,PLT 172×10^9/L。肝功能:TP 68 g/L,Alb 44 g/L,ALT 18 U/L,AST 26 U/L,TBil 11 μmol/L。血脂:TC 3.9 mmol/L,TG 1.4 mmol/L,空腹血糖 5.1 mmol/L。血气分析:pH 7.33,HCO$_3^-$ 20.9 mmol/L,钠 141 mmol/L,钾 4.6 mmol/L,氯 110 mmol/L。ESR 29 mm/h,CRP 1.7 mg/L,PCT 0.07 ng/ml。传染病:乙肝、丙肝、HIV、梅毒均(-),PRA(-),CMV、EBV、JCV 均(-)。血 BK 病毒(BKV)-DNA 2.4×10^4 Copies/ml,尿 BKV-DNA 1.3×10^8 Copies/ml。他克莫司浓度:5.6 ng/ml。

移植肾大小:112 mm×62 mm,形态正常。皮髓质分界:清晰。皮质回声:正常。皮质厚度:6.5 mm。肾盂分离:0。肾动脉主干 RI:0.69。

初步诊断

慢性肾脏病 5T 期;肾移植术后;移植肾功能不全。

诊疗经过

排除禁忌后行移植肾穿刺活检,病理检查结果见图 15-2～图 15-5。

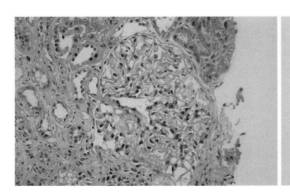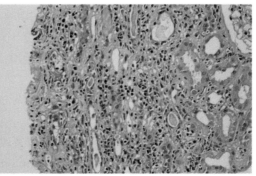

图 15-2　移植肾活检病理(HE×400)

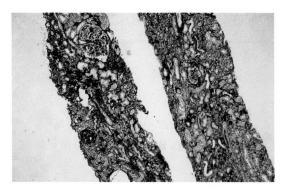

图 15-3　移植肾活检病理(PASM×100)

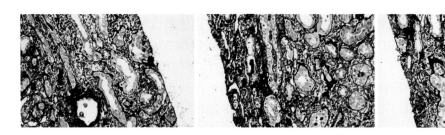

图 15-4　移植肾活检病理(PASM×400)

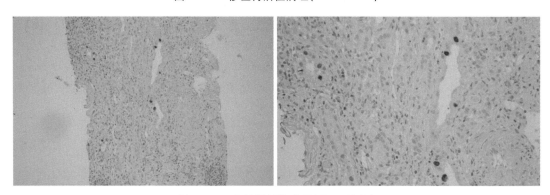

图 15-5　移植肾活检病理(SV40 染色)

荧光检查:肾小球 5 只,IgG(一),IgA(一),IgM(一),C3(一),C1q(一),κ(一),λ(一),C4d(一)。

光镜检查:镜下共见 11 只肾小球,其中 4 只呈球性硬化,余各小球大致正常,重度小管间质病变,小管多灶性萎缩,灶性小管炎,个别小管上皮细胞核较大畸形,间质大片状炎细胞浸润,散在纤维化,小动脉内膜节段性增厚。SV40 组化染色(+)。

病理诊断:考虑 BKV 相关肾病。

治疗及转归

停用他克莫司及 MMF,免疫抑制方案改为:泼尼松(10 mg qd)+西罗莫司(1.5 mg qd)+来氟米特(50 mg qd×5 d,后减量至 40 mg qd),静脉用丙种球蛋白:20 g qd×5 d,口服左氧氟沙星抗 BKV:0.5 g qod×3 月。西罗莫司浓度 4~6 ng/ml。

随访结果:因尿蛋白增多(24 hUTP,1~2 g/d),故 2017 年 2 月起西罗莫司切换为环孢素;环孢素浓度 C0 100 ng/ml 左右。

治疗后肾功能变化如图 15 - 6 所示,BKV - DNA 载量变化如图 15 - 7 所示。

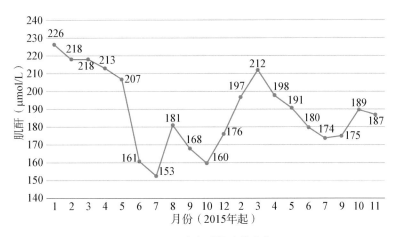

图 15 - 6 治疗后肾功能变化

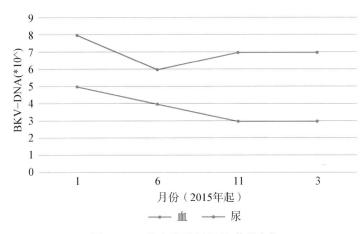

图 15 - 7 治疗后 BKV DNA 载量变化

讨论与分析

在肾移植受者中证实 BKV 感染已经有 30 年历史,发现第一例导致肾移植术后输尿管狭窄的 BKV 感染是在 1971 年,但近 8~10 年来 BKV 才被认为是一种能够引起同种移植肾失功的重要危险因素。

BKV 感染:与肾移植受者排斥反应有关(AR,CR),与移植肾慢性损伤有关,与移植肾慢性失功有关,与移植受者免疫抑制剂方案设定有关,与肾移植受者及移植器官长期生存改善有关。

BKV 感染的流行与危害[1-4]:自 1990 年代中期以来,BKV 相关肾病确诊病例不断增加;这与新型免疫抑制剂的使用有关;BKV 是目前肾移植患者中常见的病毒感染,80%的患者 BKV 血清阳性,30%~40%的患者可出现 BKV 尿症;发生 BKV 相关肾病后 6~60 个月,60%~90%的患者会出现移植肾失功,而 50%的患者会出现移植肾丢失;诊断延迟和(或)治疗失败,移植物丢失的风险更高。肾移植后患者 BKV 感染的发生率如图 15 - 8 所示[2,5,6]。

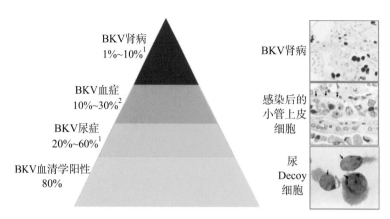

图 15-8　肾移植后患者 BKV 感染的发生率

BKV 肾病发病率正在逐年上升,1996—2001 年间对美国 Mayo 诊所进行的 672 例肾移植患者术后 3～12 个月内进行移植肾活检,结果如图 15-9 所示[7]。

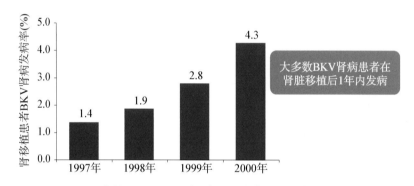

图 15-9　Mayo 诊所(1996—2001 年)肾移植患者 3～12 个月内的移植肾活检

BKV 感染是导致移植物丢失的重要因素,对 2004—2006 年间美国 SRTR 数据库中 42 838 例肾移植患者数据进行分析,6 个月内发生 BKV 感染的患者,移植物总体存活率显著降低(图 15-10):未感染 BKV 患者的移植物总体生存率为 90%,感染 BKV 患者的移植物总体生存率为 79%($P<0.001$)[8]。

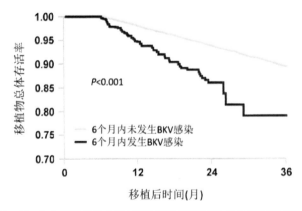

图 15-10　6 个月内发生 BKV 感染的患者移植物总体存活率显著降低

针对移植物功能不良的患者移植物存活率的单中心回顾性研究[9]分为 BKV 肾病组和非 BKV 肾病组,BKV 肾病组的移植物存活率显著降低。

BKV 感染的危险因素分为供者因素和受者因素两大类,其中高强度/高剂量的免疫抑制药物被一致认为是 BKV 感染和 BK 病毒肾病(BKVN)最有意义的危险因素。有文献报道:高剂量的 MMF 和 FK506 使 BKVN 的发病率增高了近 13 倍;应用抗淋巴细胞抗体或皮质类固醇冲击治疗急性排斥反应也是 BKV 感染增加的危险因素。一项新的研究表明,人类白细胞抗原(human leukocyte antigen,HLA)等位基因 C7 可能是控制 BKV 感染的重要决定因素;HLA-C7 缺乏可能是除免疫抑制剂之外引起 BKV 感染和 BKVN 的另一重要危险因素;受者 BKV 感染可能由病毒阳性的供者传播,但有报道认为病毒血清阳性的供者和病毒血清阴性的受者并不一定是发生 BKVN 的高危因素;术前病毒阳性是术后发生 BKVN 的重要危险因素之一,约 85% 发生 BKVN 的成年受者在移植前的病毒血清检测呈阳性反应;其他危险因素包括高龄、男性受者、糖尿病、急性排斥反应、HLA 错配、尸体供体、CMV 感染和冷缺血时间等。

BKV 感染的发病机制:肾移植术后 BKV 感染可分为 3 个阶段,即 BKV 尿症、BKV 血症和 BKVAN。在免疫抑制状态下,潜伏在尿路上皮和肾小管上皮中的 BKV 开始高水平复制,大量复制的病毒颗粒从尿路中排泄,尿液样本中可检测到"诱饵细胞"和 BKV DNA,此时为 BKV 尿症。随着病程进展,BKV 会进入肾小管上皮细胞的细胞核并复制大量子代病毒,引起细胞坏死、松解,使组织发生免疫性炎症性浸润;当肾小管上皮细胞脱落和局部基底膜暴露时,病毒开始破坏肾小管毛细血管进入血液,形成 BKV 血症。BKV 在血液中持续高载量表达,进一步破坏移植肾组织导致肾小管萎缩和间质纤维化,最终形成 BKVAN。

临床表现[10]:通常在 BKVN 疾病进展时,除了血清肌酐升高外,患者没有任何临床表现和症状;Nickeleit V 等指出,肾移植术后出现 BKV 肾病的患者可表现为:精神抑郁,肌痛,白细胞、血小板减少,贫血,但很少出现发热;BKVN 常被误诊为急性排斥反应或药物中毒。

BKV 感染的治疗:肾移植受者 BK 病毒感染尤其是 BKVN 是治疗难点,具有很高的移植肾失功率;目前还没有多瘤病毒感染的特效处理方法;BKV 感染常常会伴随着排斥;BKV 肾病所造成的间质性肾炎有时很难与急性排斥鉴别,这两种病变常相互重叠。抗排斥治疗常常会促进病毒的复制,病毒引起的免疫激活或者免疫降低及治疗抑制则会促进排斥反应;免疫抑制剂谨慎减量并积极监测有无排斥可能会从临床上改善 BKV 肾病;避免在病毒感染尚未清除的情况下发生排斥反应。由于没有特效的抗 BKV 药物,BKV 相关肾病的治疗通常根据患者的具体情况,减少免疫抑制剂的剂量,或更换为免疫抑制效能相对低的药物。

合理减少免疫抑制药物[11]:基础免疫抑制药物减量是治疗 BKV 相关肾病的首选方法,但具体方案暂无统一指南;各方案差别在于他克莫司/环孢素和霉酚酸酯减量的先后顺序及每次减少的剂量不等(15%~50%),有的移植中心甚至会撤掉 MMF;KDIGO 指南推荐,不管采用何种减量方案,在保证不发生急性排斥反应的前提下,减量后免疫抑制药物维持浓度应达到他克莫司血药浓度<6 ng/ml 或环孢素血药浓度 100~150 ng/ml;而对于确诊为 BKV 相关肾病的患者,Sawinski 等认为应达到更低的药物靶浓度,Tac 在 3~4 ng/ml 或 CsA 在 50~100 ng/ml。

转换免疫抑制剂方案[8,11]:小剂量的环孢素替换他克莫司;低剂量的西罗莫司替换钙神经蛋白抑制剂;使用西罗莫司后可导致蛋白尿的发生,需引起足够重视。

抗病毒治疗[11]：来氟米特是一种抗炎药物，同时具有免疫抑制和抗病毒特性，近年来被应用于治疗 BKV 相关肾病。来氟米特有一定的肝毒性，需定期监测肝功能。西多福韦是一种抗病毒药物。有学者报道，西多福韦能有效清除血清 BKV DNA 载量并获得良好的移植肾功能。但 Knight 等在最近的一项研究中发现，免疫抑制剂减量联合西多福韦治疗组与单纯免疫抑制剂减量治疗组相比，其病毒清除率和移植肾存活率均没有明显差异。另外，西多福韦的肾毒性也是限制其临床使用的一个重要因素。静脉丙种球蛋白（intravenous immuneglobulin，IVIG）：丙种球蛋白中含有抗外源性抗原、病毒和细菌的抗体，被广泛应用于各种病毒和细菌感染。Anyaeqbu 等对 4 例血清 BKV DNA 持续阳性的患者在免疫抑制剂减量基础上予 2g/kg IVIG 治疗，结果发现 4 例患者血清 BKV DNA 全部转阴并获得稳定移植肾功能。IVIG 治疗的远期疗效仍需证实。氟喹诺酮类药物口服：氟喹诺酮类抗生素在体内具有抑制 BKV 复制的作用，其机制可能是抑制 BKV 大 T 抗原的表达和细胞酶的形成。口服氟喹诺酮类药物能抑制 BKV 的复制，但不能完全清除体内残余的病毒，其远期疗效仍需观察。

最终诊断

肾移植术后；BKV 相关肾病。

专家点评

BKV 相关肾病是肾移植术后的常见并发症之一，其致移植肾功能衰竭风险高。定量 PCR 检测 BKV DNA 是首选，移植肾活检病理是诊断的金标准。BKV 感染目前没有特效抗病毒药物，其治疗是难点。密切监测，早期诊断，选择合适的免疫抑制方案对于提高 BKV 相关肾病的长期生存率具有重要意义。

病例提供者：车霞静
点评专家：汪年松

参考文献

［1］HIRSCH HH, KNOWLES W, DICKENMANN M, et al. Prospective study of polyomavirus type BK replication and nephropathy in renal-transplant recipients[J]. N Engl J Med, 347(7)：488 - 496.

［2］RAMOS E, DRACHENBERG CB, WALI R, et al. The decade of polyomavirus BK-associated nephropathy: state of affairs[J]. Transplantation, 2009, 87(5)：621 - 630.

［3］EGLI A, BINGGELI S, BODAGHI S, et al. Cytomegalovirus and polyomavirus BK posttransplant[J]. Nephrol Dial Transplant, 2007, 22 Suppl 8：viii72 - viii82.

［4］DRACHENBERG CB, PAPADIMITRIOU JC, HIRSCH HH, et al. Histological patterns of polyomavirus nephropathy: correlation with graft outcome and viral load[J]. Am J Transplant, 2004, 4(12)：2082 - 2092.

［5］DALL A, HARIHARAN S. BK virus nephritis after renal transplantation[J]. Clin J Am Soc Nephrol, 2008, 3 Suppl 2：S68 - 75.

［6］NICKELEIT V, KLIMKAIT T, BINET IF, et al. Testing for polyomavirus type BK DNA in plasma to identify renal-allograft recipients with viral nephropathy[J]. N Engl J Med, 2000,

342：1309－1315.

［7］ BUEHRIG CK，LAGER DJ，STEGALL MD，et al. Influence of surveillance renal allograft biopsy on diagnosis and prognosis of polyomavirus-associated nephropathy[J]. Kidney Int，2003，64(2)：665－673.

［8］ SCHOLD JD，REHMAN S，KAYLE LK，et al. Treatment for BK virus：incidence，risk factors and outcomes for kidney transplant recipients in the United States[J]. Transpl Int，2009，22(6)：626－634.

［9］ RAMOS E，DRACHENBERG CB，PAPADIMITRIOU JC，et al. Clinical course of polyoma virus nephropathy in 67 renal transplant patients[J]. J Am Soc Nephrol，2002，13(8)：2145－2151.

［10］付迎欣. 肾移植术后 BK 病毒肾病[J]. 世界急危重病医学杂志，2007，4(6)：2168－2172.

［11］HIRSCH HH，RANDHAWA P，AST Infectious Diseases Community of Practice. BK polyomavirus in solid organ transplantation[J]. Am J Transplant，2013，13 Suppl 4 ：179－188.

病例16　肾移植术后 3 个月肌酐进行性升高——移植肾动脉狭窄?

主诉

肾移植术后 3 个月,尿泡沫增多 1 个月余。

病史摘要

现病史：患者,男,68 岁,退休人员。患者 2017－03－30 因 CKD5D 期于我院行同种异体肾移植术,术顺,术后尿量恢复,肌酐(Cre)最低降至 135 μmol/L。给予赛福开 2 mg bid(FK506 谷浓度 7～8 ng/ml)＋吗替麦考酚酯 0.75 g bid＋泼尼松(逐渐减量至 2♯ qd)三联药物免疫抑制治疗,手术切口愈合好,无发热不适,Cre 维持于 160～180 μmol/L,后出院门诊规律随访。2017 年 5 月以来患者门诊随访时发现 Cre 逐步升高,2017－05－13 为 203 μmol/L, 2017－05－20 为 250 μmol/L, 2017－06－10 上升至 307.7 mmol/L,其间患者无明显尿量减少、无发热、无恶心呕吐,偶有乏力感,血 FK506 谷浓度波动于 6～8 ng/ml,为进一步治疗收入院。追问病史,患者 2013 年因血压升高于外院就诊首次发现 Cre 升高(144 μmol/L),当时未行肾穿,予中成药治疗。2014 年复查 Cre 164 μmol/L,尿蛋白 2＋,尿微量白蛋白 2 570 mg/L,超声提示右肾 85 mm×43 mm,左肾 94 mm×47 mm,结构差。后未定期随访。至 2016 年再次因血压升高外院就诊发现 Cre 升高至 700 μmol/L,B 超示"双肾萎缩",2016－08－26 于我院行 PD 置管术,后规律腹透(APD 0/2/0,1 800 ml×4 循环,末袋留腹 2 000 ml)。

既往史：2004 年脑梗史,同时诊断为高血压病、2 型糖尿病。高血压：先后口服贝尼地平片、硝苯地平控释片、多沙唑嗪缓释片、缬沙坦、阿罗洛尔、可乐定等药物降压,血压控制不佳[(160～180)/(90～110)mmHg]。目前用药：硝苯地平控释片 30 mg bid＋多沙唑嗪缓释片 4 mg qn＋阿罗洛尔 10 mg bid＋可乐定 75 μg tid。近 1 个月血压升高显著。2 型糖尿病：诺和灵 30R 26～14 U 降糖,空腹血糖 5～6 mmol/L,餐后血糖 12～15 mmol/L。2005 年体检时提示糖尿病眼底出血。

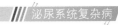
个人史:无殊。

婚育史:已婚已育。

家族史:否认家族相关特殊疾病史。

入院查体

T 36.5℃,P 82 次/分,R 18 次/分,BP 198/99 mmHg。神清,气平,精神可。全身皮肤黏膜未见黄染,浅表淋巴结未及肿大。双肺呼吸音粗,未及明显啰音。HR 82 次/分,心律齐,未及杂音。腹软,无压痛,未及肿块。双下肢无水肿。

辅助检查

24 h 尿蛋白总量:2017 − 06 − 23 975.2 mg;2017 − 06 − 24 882.5 mg。尿蛋白排泄率(2017 − 06 − 21):103.3 mg/g。尿常规(2017 − 06 − 20):尿蛋白(PRO)30 mg/dl,红细胞(镜检)0.8 个/HP,白细胞(镜检)0.2 个/HP。肾功能(2017 − 06 − 21):BUN 27.00 mmol/L,Cre 277.0 μmol/L,尿酸 454.00 μmol/L,eGFR − EPI Cr 20 ml/(min · 1.73 m²),EGFR − MDRD4 20 ml/(min · 1.73 m²)。血常规(2017 − 06 − 20):WBC 8.15×10⁹/L,N% 89.1%,Hb 107 g/L,PLT 149×10⁹/L。降钙素原(2017 − 06 − 20):0.06 ng/ml。静脉血气(2017 − 06 − 21):pH 7.396,HCO₃⁻ 17.8 mmol/L,钠 137 mmol/L,钾 4.3 mmol/L。肝功能(2017 − 06 − 21):TP 55.4 g/L↓,Alb 38.3 g/L,ALT 5 U/L,AST 7 U/L,γ − GT 9.00 U/L,直接胆红素 1.9 μmol/L,TBil 4.2 μmol/L。血脂(2017 − 06 − 21)TG 2.53 mmol/L,TC 4.77 mmol/L,HDL − C 0.80 mmol/L↓,LDL − C 2.66 mmol/L。空腹血糖(2017 − 06 − 21):5.32 mmol/L。糖化血红蛋白(2017 − 06 − 21):8.0%。B 型钠尿肽(2017 − 06 − 20):205.0 pg/ml。出凝血系列、D 二聚体(2017 − 06 − 20):纤维蛋白降解产物 13.40 μg/ml,TT 18.6 s,PT 12.10 s,Fib 1.85 g/L,APTT 32.8 s,凝血酶原 INR 1.05,D−二聚体 2.42 μg/ml。感染指标(2017 − 06 − 22):梅毒(−),HIV(−),乙肝表面抗原(−),乙肝表面抗体(+)138.86 mIU/ml,乙肝核心抗体(+)2.36 S/CO,乙肝 e 抗原(−),乙肝 e 抗体(−)。免疫固定蛋白电泳(2017 − 06 − 22):未见单克隆条带。BKV − DNA+JCV − DNA(2017 − 06 − 24):血 BKV − DNA <2 000.00 copies/ml,JCV − DNA <2 000.00 copies/ml,尿 JCV − DNA 8.15E+005 copies/ml,BKV − DNA <2 000.00 copies/ml。EBV − DNA+CMV − DNA(2017 − 06 − 22):血 EBV − DNA <400.00 copies/ml,CMV − DNA <400.00 copies/ml,尿 EBV − DNA <400.00 copies/ml,CMV − DNA <400.00 copies/ml。内毒素鲎试验(2017 − 06 − 22):革兰氏阴性菌脂多糖 0.023 EU/ml。肿瘤指标(2017 − 06 − 21):AFP1.01 ng/ml,CEA 2.65 ng/ml,CA199 39.77 U/ml,CA125 12.94 U/ml,CA211 2.50 ng/ml,NSE 6.35 ng/ml,鳞癌抗原 1.30 ng/ml,CA50 24.94 U/ml。他克莫司浓度(2017 − 06 − 21):5.50 ng/ml。

群体反应性抗体(2017 − 06 − 03):PRA HLA − Ⅰ、HLA − Ⅱ(−)。

泌尿系超声(2017 − 06 − 21):双肾外形偏小,双肾损害图像,双肾囊肿;右肾结石;前列腺增大伴钙化;膀胱充盈差;膀胱内壁显示不清;双侧输尿管未见明显异常。

腹部超声(2017 − 06 − 21):胰腺显示不清,肝脏、胆囊、脾脏未见明显异常。

移植肾超声(2017 − 06 − 21):移植肾囊肿;移植肾结石;移植肾大小形态正常,皮髓质分界清,皮髓质回声正常,彩色血流正常,移植肾内可见无回声区,大小约 15 mm×15 mm,移植肾内可见强回声，大小约3mm。

颈部血管超声(2017-06-23)：双侧颈动脉硬化图像伴斑块形成，双侧颈内静脉目前未见明显异常。

下肢血管超声(2017-06-23)：双下肢动脉内膜面毛糙伴多发斑块形成，双下肢深静脉管腔通畅。

肺HRCT(2017-06-21)：左肺尖多发结节、斑点灶；右肺上叶小磨玻璃结节、斑点及钙化灶，较前片(2017-02-17)基本相仿，请随访。两下肺轻度间质性改变，两肺上叶肺气肿并散在肺气囊。纵隔多发小淋巴结，部分钙化。主动脉、冠脉硬化。

初步诊断

慢性肾脏疾病5T期；肾移植术后，急性排异反应？高血压病；2型糖尿病。

治疗与转归

排除禁忌后行移植肾穿刺活检。肾穿刺报告(2017-06-21)如下。

(1) 荧光检查：IgA、IgM、IgG、C3、C1q、κ、λ均阴性。

(2) 光镜检查：镜下共见9只肾小球，其中3只小球呈球性硬化，少数小球系膜细胞和基底节段性轻度增多，可见小球炎(g1)、中-重度小管间质病变，小管多灶性萎缩变性，可见小管炎(t1)，间质多灶性炎症纤维化，可见管周毛细血管炎(ptc1)。诊断：①形态学证据提示抗体介导的排斥反应不能排除，建议完善DSA检查；②非特异性IF/TA。

外送PRA示DSA(－)。

MICA抗体强阳性：最高MFI值2242、第三高MFI值1120、最高NBG比值44.85，考虑急性排异反应可能，予泼尼松2♯加量至6♯qd(2017-06-20起)，他克莫司早2mg、晚1.5mg(谷浓度7ng/ml)，吗替麦考酚酯0.75g bid，并给予丙种球蛋白20g/d×5天(2017-07-13—2017-07-17)。同时予氨氯地平＋阿罗洛尔＋多沙唑嗪缓释片＋可乐定联合加强降压。患者Cre逐步下降至200μmol/L左右，血压控制平稳，7月下旬出院。

移植后第2次入院

病情变化

患者于2017-08-25出现发热，T_max 38.2℃，伴咳嗽、咳痰，Cre↑390μmol/L，WBC 7.1×10⁹/L，N% 92.7%，CRP 91.67mg/L，尿常规(－)，肺部CT示两肺多发炎症渗出，予莫西沙星、亚胺培南西司他丁、卡泊芬净、SMZ抗感染后热退，血肌酐恢复至200μmol/L(图16-1)。

2017年10月起患者再次出现血压控制不佳，加用缬沙坦80mg bid po，10-30复查Cre 434.5μmol/L(图16-2)。于

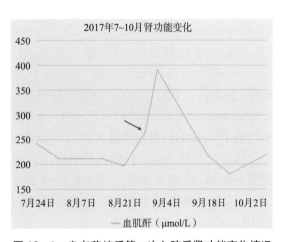

图16-1 患者移植后第一次入院后肾功能变化情况

11-01 再次入院。

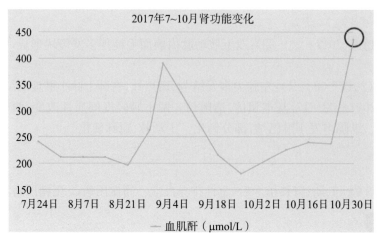

图 16-2 患者 2017 年 7~10 月肾功能变化情况

入院查体

T 36.5℃，P 82 次/分，R 18 次/分，BP 190/91 mmHg。神志清，气平，精神可，皮肤、巩膜无黄染；双肺呼吸音粗，未闻及干、湿啰音；HR 82 次/分，律齐，各瓣膜听诊区未闻及病理性杂音；腹软，无压痛、反跳痛，肝、脾肋下未触及，双下肢轻度凹陷性水肿。

辅助检查

24 h 尿蛋白总量：1 356.0 mg。尿微量蛋白：微量白蛋白 549.00 $\mu g/ml$，IgG 68.2 mg/L，转铁蛋白 27.9 mg/L，α_1-微球蛋白 65.60 mg/L，β_2-微球蛋白 7.97 mg/L。肾功能：BUN 41.70 mmol/L，Cre 383.4 $\mu mol/L$，尿酸 712.00 $\mu mol/L$，eGFR-EPI Cr 15 ml/（min·1.73 m²），eGFR-MDRD4 15 ml/（min·1.73 m²）。尿常规：蛋白 100 mg/dl，红细胞 47.5 个/HP，白细胞 0.6 个/HP。肝功能：TP 55.8 g/L↓，Alb 35.4 g/L，ALT 9 U/L，AST 7 U/L，DBil 2.9 $\mu mol/L$，TBil 6.8 $\mu mol/L$。血常规：WBC 5.46×10⁹/L，N% 85.0%，Hb 89 g/L，PLT 83×10⁹/L。CRP 0.25 mg/L，降钙素原 0.03 ng/ml，BNP 325.0 pg/ml。电解质（2017-11-01）：pH 7.325，标准碳酸氢根浓度 17.7 mmol/L，钠 139.0 mmol/L，钾 5.2 mmol/L，氯 103.0 mmol/L。群体反应性抗体：HLA-Ⅰ、HLA-Ⅱ（-）。病毒：血 BKV-DNA（-），CMV-DNA（-）。血 EBV-DNA 8.04×10²/L；FK506 浓度 5.30 ng/ml。动态血压（2017-11-01）：全天收缩压最大值 200 mmHg，最小值 133 mmHg，平均值 175 mmHg；舒张压最大值 119 mmHg，最小值 65 mmHg，平均值 87 mmHg。

移植肾 B 超：移植肾囊肿，移植肾动脉流速偏低：大小形态正常（95 mm×38 mm），皮髓质分界清，皮髓质回声正常，彩色血流正常，移植肾动脉流速偏低（肾动脉主干 Vs 52 cm/s，肾动脉主干 Vd 15.2 cm/s，肾动脉主干 RI 0.71），移植肾内可见无回声区，大小约 19.4 mm×14 mm。

移植肾超声造影：移植肾肾盂分离，移植肾囊肿，移植肾肾动脉管腔通畅。

第2次入院治疗

入院时主要抗排异用药:泼尼松门诊加量至 30 mg qd＋他克莫司 2.5 mg bid＋吗替麦考酚酯 0.5 g bid。降压药:氨氯地平 5 mg bid＋缬沙坦 80 mg bid＋阿罗洛尔 10 mg bid＋多沙唑嗪缓释片 4 mg qn＋可乐定 150 μg tid po。排除禁忌后行第二次移植肾穿刺活检术

第二次肾穿刺报告(2017 - 11 - 02)如下。

(1) 荧光检查:IgA、IgM、IgG、C3、C1q、κ、λ 均阴性。

(2) 光镜检查:镜下共见 12 只肾小球,其中 3 只小球呈球性硬化,余多数小球系膜细胞和基质轻度增多,可见小球炎(g1),1 只小球包氏囊腔明显扩大,毛细血管袢呈缺血皱缩。重度小管间质病变,小管多灶性萎缩变性,可见小管炎(t1),另可见蛋白管型,间质多灶性炎症(i2)和纤维化,小动脉内膜明显增厚硬化,可见管周毛细血管炎,但面积小于 10%(ptc0)。

诊断:①与前片(2017 - 07 - 04)比较,管周毛细血管炎稍有减轻;②非特异性 IF/TA;③肾小动脉硬化。

外送 PRA 示 DSA(一)。

MICA 抗体阳性:最高 MFI 值 1104、第三高 MFI 值 690、最高 NBG 比值 22.77 降压治疗:①11 月 8 日起停用缬沙坦;②加用单硝酸异山梨酯,联合可乐定、阿罗洛尔、多沙唑嗪缓释片、氨氯地平加强降压。

抗排异治疗:院内讨论考虑急性排斥反应不能排除,他克莫司减量至 1.5 mg bid(11 月 8 日起)甲泼尼龙 40 mg qd×5 d(11 月 10 日起),甲泼尼龙 40～80 mg qod×10 d(11 月 14 日起),泼尼松 30 mg qd(11 月 24 日起),吗替麦考酚酯 0.5 g bid,丙种球蛋白 20 g qd×5 d(11 月 14 日起),11 月 21 日、11 月 23 日血浆置换治疗 2 次,患者肌酐下降至 230 μmol/L(图 16 - 3),11 月 30 日出院。

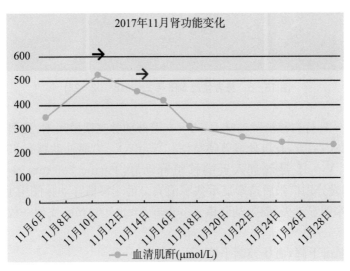

图 16 - 3　患者第二次入院治疗后肾功能变化情况

1月下旬再次出现血压控制不佳,2月6日门诊复查血肌酐升高至416 μmol/L(图16-4)。

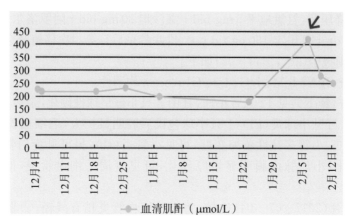

图16-4 患者2017年11月—2018年2月肾功能变化

盆腔MRI平扫(2018-02-22):肾移植后改变,右侧髂窝见移植肾,周围可见少许液性,移植肾似见三支血管与髂动脉相连,近段均稍纤细,偏下一支较细小,且显示较其余两支差,移植肾灌注一般(图16-5)。

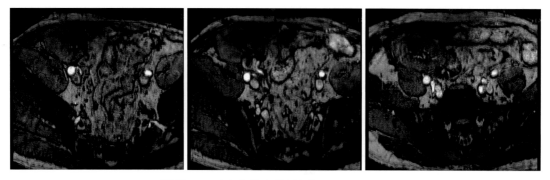

图16-5 患者盆腔MRI平扫(2018-02-22)

2018年3月8日行右移植肾动脉PTA+右髂外动脉支架植入术,见两根移植肾动脉连接于右侧髂外动脉内后方,开口处显著狭窄(图16-6A)。右髂外动脉有85%~90%重度狭窄(图16-6B),V-18导丝进入近端移植肾动脉,Pacific 2.5 mm×40 mm、Sterling 4 mm×40 mm球囊分别扩张后造影显示狭窄消失。远端移植肾动脉使用Pacific 2.5 mm×40 mm扩张后狭窄明显消失,髂外动脉植入pulsar 6 mm×60 mm支架一枚复查造影显示狭窄明显消失(图16-6C)。

术后患者血肌酐下降,血压控制平稳(图16-7)。

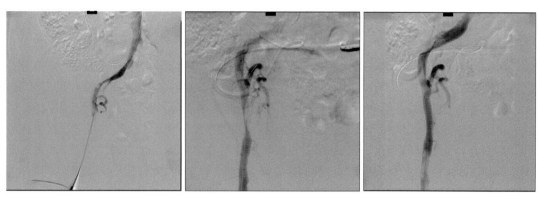

图 16-6 右移植肾动脉 PTA+右髂外动脉支架植入术

A. 移植肾动脉开口狭窄;B. 右髂外动脉狭窄;C. 术后狭窄明显消失

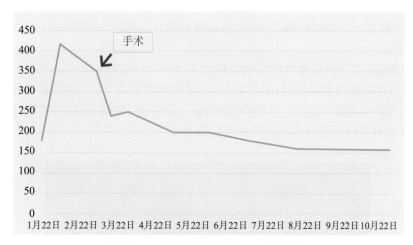

图 16-7 患者术后血肌酐(μmol/L)变化

◆ 讨论与分析 ▷▷▷

移植肾动脉狭窄(transplant renal artery stenosis,TRAS),移植肾的肾动脉狭窄,阻碍移植肾的血供,占肾移植后高血压病因的1%~5%,是移植肾失功和患者过早死亡的重要原因之一。报道的发病率差异大,为1%~23%(由于诊断标准不一),大多为单中心回顾性研究报道,唯一一项多中心范围的研究报道[来自美国肾脏病数据登记系统(the United States Renal Data System,USRDS)]约占肾移植术后高血压病因的1%~5%、术后血管性并发症的75%。

2000—2005 年 USRDS 接受肾移植术的成人患者 42 403 位,排除 536 位曾有自体肾动脉狭窄者,最终 41 867 位患者纳入分析,术后 3 年时,共发生 823 例 TRAS,累积发病率 2.0%,总体发病率8.3 例/(1 000 患者·年),前 6 个月及高龄患者发病率最高[1]。TRAS 与移植肾失功、患者死亡显著相关,Cox 回归分析显示 TRAS 与移植肾失功(截至死亡)显著相关(HR 1.95,95%CI 1.64~2.32;$P<0.001$);TRAS 与患者死亡显著相关(HR 1.42,

95％CI 1.21~1.67；$P<0.001$）。

1. 临床表现

通常在术后3个月至2年发生,最初6个月内发生率最高,但在术后任何时间都可出现;通常表现为高血压加重或难治性高血压,液体潴留;可出现肾功能快速进展或 AKI,往往在过度利尿或应用 ACEI/ARB 后;可进展为外周水肿、充血性心衰,或反复发作的肺水肿。少部分患者血压正常,甚至低血压;少部分患者无任何临床表现,偶然在超声检查中发现。

可突发"一过性肺水肿",表现为突发无明显诱因的严重呼吸困难,因左心室舒张末压急剧升高引起,可在无慢性心衰史的患者中出现(左心室收缩功能正常),发生突然,通常缓解迅速,间歇期往往无症状(唯一表现可能为高血压),肾动脉狭窄伴一过性肺水肿称为 Pickering 综合征。

2. 发病机制

多种病因:供者肾动脉粥样斑块,外科吻合技术,获取肾脏或植入时对供者或受者动脉的损伤,免疫介导的血管损伤,外部机械压迫。

多种病变位置:受者动脉(吻合口前、髂动脉),吻合口处,供者动脉等,但通常发生在近血管吻合口处。

TRAS 引起高血压的病理生理机制类似于 Goldblatt 提出的"一肾一夹"高血压动物模型(图 16-8):肾脏灌注明显降低,激活 RAAS,导致水钠潴留,压力性利尿、利钠机制受损,血容量增加,最终引起血压升高。TRAS 与普通"一肾一夹"机制不同点:移植肾是去神经支配的,因此肾脏低灌注不直接引起交感神经系统激活[2]。

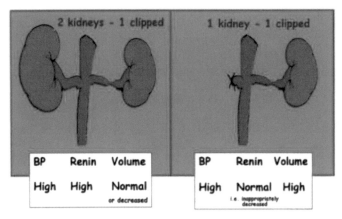

图 15-8　Goldblatt 高血压动物模型

在动物模型中,只有当肾动脉管腔50％以上阻塞时,才明显导致肾灌注降低,当肾动脉管腔70％以上阻塞时,才引起肾性高血压[3]。

Pickering 综合征:RAAS 激活和交感神经系统过度活跃引起肺组织液体稳态突然失衡,肺毛细血管内皮损伤,导致肺间质和肺泡内液体积聚。

3. 治疗

(1) Pickering 综合征的治疗:快速控制血压;ACEI/ARB 的使用应非常慎重:可能进一步加重肾脏灌注不足,引起 AKI。高钾建议使用袢利尿剂或其他降压药。

（2）药物保守治疗：适用于肾功能稳定，多普勒超声未显示血流动力学显著异常的狭窄；小剂量短效 ACEI 起始，诱导耐受，密切监测，后转换为长效 ACEI；定期复查多普勒超声（至少每 6 个月 1 次）；调脂、抗血小板。

（3）血管重建术：经皮腔内血管成形术、外科血管重建手术，适用于难治性高血压、肾功能恶化、狭窄程度持续进展。

（4）经皮腔内血管成形术（PTA）/支架植入术：对于病变部位较短、呈线性、离吻合口较远者效果较理想，目前被普遍认为是一线治疗方法。并发症：肾动脉夹层、支架再狭窄、栓塞、血肿、假性动脉瘤。报道的成功率在 33％～76％ 不等；PTA 复发率在 10％～33％，支架植入使复发率降低至低于 10％。USRDS 报道：PTA 并未显著改善移植肾存活时间；目前尚无 RCT 研究比较 PTA 与药物保守治疗或外科手术治疗的安全性和有效性，PTA 并未显著改善移植肾存活时间[1]。

（5）外科重建手术：作为 PTA 失败的补救措施，适用于病变重、PTA 无法治疗的患者；成功率约 63％～92％，复发率约 12％。外科手术并发症风险高：输尿管损伤（14％），再次手术（13％），移植肾丢失（15％～20％），死亡（5％）。

最终诊断

①慢性肾脏疾病 5T 期，肾移植术后；②移植肾动脉狭窄、右髂外动脉狭窄；③MICA 抗体介导的急性排异反应；④高血压病；⑤2 型糖尿病。

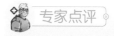 **专家点评**

移植肾动脉狭窄与移植肾失功和死亡风险相关，但存在有效治疗方法；对于肾移植后高血压的患者，应考虑 TRAS 可能，尤其发生高血压危象、Pickering 综合征时，应高度怀疑 TRAS；多普勒超声是普遍应用的首选筛查方法，更准确的诊断依赖于有创的血管造影术；PTA 目前被普遍接受为一线治疗方法，尚无高质量 RCT 指导治疗，目前的资料多为单中心回顾性研究。

肾移植患者新发难以控制的高血压时，务必要识别出移植肾动脉狭窄导致的移植后高血压，特别是在移植后 3 个月至 2 年期间出现的症状，因为这种高血压是可以纠正的。

病例提供者：颜佳毅
点评专家：郭志勇

参考文献

［1］HURST FP，ABBOTT KC，NEFF RT，et al. Incidence，predictors and outcomes of transplant renal artery stenosis after kidney transplantation：analysis of USRDS[J]. Am J Nephrol，2009，30（5）：459 - 467.

［2］GOLDBLATT H，LYNCH J，HANZAL RF，et al. Studies on experimental hypertension：I. the production of persistent elevation of systolic blood pressure by means of renal ischemia

[J]. J Exp Med，1934，59(3)：347-379.

[3] IMANISHI M，AKABANE S，TAKAMIYA M，et al. Critical degree of renal arterial stenosis that causes hypertension in dogs[J]. Angiology，1992，43：833-842.

病例 17 肾移植术后 9 年，泡沫尿 7 年，加重 1 天——急性排斥反应？

主诉

肾移植术后 9 年余，尿中泡沫增多 7 年、加重 1 天。

病史摘要

现病史：患者，男，40 岁，2006 年起规律血透，2007 年于我院行同种异体肾移植术，供者为同母异父姐姐，手术顺利。术前原发病不详。术后恢复可，无移植肾功能延迟恢复（DGF）、排斥反应、病毒感染等发生，术后规律服用抗排异药物。移植后肌酐波动于 100~120 mol/L，移植后 2 年开始出现少量蛋白尿，近期抗排斥治疗方案为泼尼松 5 mg qd，吗替麦考酚酯 0.5 g bid，他克莫司 1.5 mg bid。近期他克莫司浓度 5~6 ng/ml。2016-09-13 门诊随访查 Cre 130 μmol/L，尿蛋白 300 mg/dl，较前明显增加。患者无发热，无移植肾区疼痛，尿量无减少，为进一步诊治于 2016-09-14 收入院。

既往史：既往无高血压、糖尿病史；否认心脑血管疾病史；否认传染病史。

入院查体

T 36.9℃，P 90 次/分，R 19 次/分，BP 117/77 mmHg。神清，精神可，心肺（一），腹软，无压痛，双下肢无水肿。

辅助检查

尿常规：蛋白 300 mg/dl，红细胞（一），白细胞（一）。24 h 尿蛋白定量：3 901 mg/d，3 821 mg/d。

肾功能（停羟苯磺酸钙 1 周后）：BUN 9.1 mmol/L，Cre 188 μmol/L，尿酸 391 μmol/L，EGFR-EPI 38 ml/(min·1.73 m²)，EGFR-MDRD4 35 ml/(min·1.73 m²)。

他克莫司浓度：6.1 ng/ml。

PRA：阳性，HLA-Ⅰ类 0%，HLA-Ⅱ类 50%。

其他未见明显异常的指标有：血常规、肝功能、血脂、血糖、静脉血气分析、电解质、血沉、C-反应蛋白、降钙素原、乙肝、丙肝、HIV、梅毒、CMV、EBV、BKV、JCV。

B 超：移植肾大小 117 mm×56 mm；形态正常；皮髓质分界清晰；皮质回声增高；皮质厚度 6 mm；肾盂分离 0；肾动脉主干 RI 0.73。

移植肾活检病理：荧光镜下共见 3 只肾小球，IgM（+），颗粒状，系膜区为主，弥漫分布。IgG/IgA/C3/C1q/κ/λ/C4d 均阴性。光镜检查：镜下共见 8 只肾小球，其中 1 只小球呈球性硬化,余少数小球系膜细胞和基质节段性轻度增多,可见小球炎(g1)(图 17-1),中度小管间质病变(图 17-2),小管多灶性萎缩变性,可见小管炎(t1),浸润细胞核呈车轮状,少量磷酸盐结晶沉积,间质多灶性、炎症纤维化,浸润细胞以浆细胞和淋巴单核细胞为主,小动脉内膜节段性轻度增厚,小动脉和细动脉管壁普遍透明变性,可见管周毛细血管炎(ptc2)(图 17-3)。诊断:①所见小球病变轻微;②形态学证据提示活动性抗体介导的排斥反应可能,建议进一步查 DSA 明确;③慢性 CNI 所致血管病变。

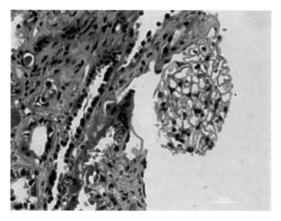

图 17-1 小球炎

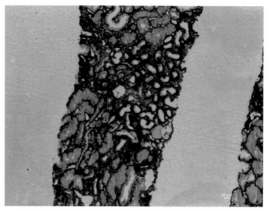

图 17-2 小管间质病变

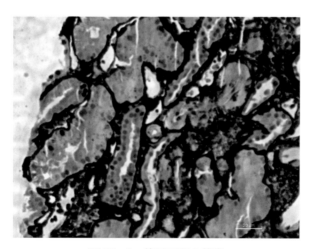

图 17-3 管周毛细血管炎

◆ 初步诊断 ▶▶▶

肾移植术后;肾移植排斥反应。

◆ 诊断思路 ▶▶▶

患者为中年男性,肾移植术后 9 年尿蛋白突然增多,血肌酐短期内有所增加,移植肾 B超未见明显异常,移植肾活检病理示活动性抗体介导的排斥反应可能,考虑肾移植排斥反应。下一步需要完善哪些检查? 如何进行诊断与治疗?

肾移植排斥反应根据其发病机制分为细胞介导的排斥反应(cell mediated rejection, CMR)和抗体介导的排斥反应(antibody-mediated rejection, ABMR)。CMR病理学改变包括间质内单个核细胞和偶见嗜酸性粒细胞浸润,以及浸润细胞引起的肾小管基底膜破坏(肾小管炎)。肾小管炎和动脉内膜炎是主要病变。仅有非均一性单个核细胞浸润而无肾小管炎的现象,则不足以诊断急性细胞性排斥反应。中性粒细胞浸润较为罕见,提示感染或抗体介导性排斥反应的诊断。

急性抗体介导性排斥反应具有以下特征:毛细血管内皮水肿,小动脉纤维素样坏死,肾小球毛细血管内纤维素性血栓形成,严重的病例可出现明显肾皮质坏死。通常来讲,相比于细胞性排斥反应,ABMR中更常见到严重血管炎、肾小球毛细血管和肾小管周围毛细血管中性粒细胞浸润的肾小球炎、纤维蛋白血栓、纤维素样坏死和肾间质出血。C4d和供者特异性抗体高度提示抗体介导的排斥反应。供者特异性抗体(donor specific antibody, DSA)是指受者接受器官/组织移植后体内产生的针对供者组织抗原的特异性抗体,主要包括HLA抗体和非HLA抗体(如抗内皮细胞抗体、抗MICA抗体和抗MICB抗体等)。肾移植术后ABMR一般是由于受体体内抗供体HLA和(或)非HLA抗体导致。ABBMR的诊断可基于DSA阳性与活检组织病理学检查结果。本病例病理活检提示活动性抗体介导的排斥反应,需进一步进行DSA抗体检测以明确抗体介导的排斥反应。

进一步检查

供者特异性抗体(DSA)检测:DQ7强阳性。

治疗与转归

调整患者抗排异方案为吗替麦考酚酯(吗替麦考酚酯分散片)剂量增加为0.75 g bid,予丙种球蛋白调节免疫,行双膜血浆置换共5次,每日一次,每次置换量2 000 ml,其中5%GS 1 000 ml+Alb 30 g,平衡液1 000 ml。治疗后复查尿常规:蛋白50 mg/dl,红细胞(-),白细胞(-)。肾功能:BUN 4.0 mmol/L, Cre 139 μmol/L,尿酸334 μmol/L。血常规:WBC 6.3×10^9/L, N% 72%, Hb 129 g/L, PLT 133×10^9/L。肝功能:TP 46.3 g/L, Alb 26.7 g/L, ALT 114 U/L, AST 77 U/L, TBil 6.6 μmol/L。DSA抗体检测阴性。

治疗后2周复查肾功能稳定。治疗后1个月复查DSA滴度降低,肾功能稳定。患者长期治疗计划为:①规律随访,定期复查肾功能、尿常规、24 h尿蛋白定量、肝功能等;②监测DSA变化;③择期重复移植肾活检病理检查;④必要时可考虑利妥昔单抗治疗。

讨论与分析

肾移植急性排斥反应被定义为:由移植物特异性病理变化引起的移植肾功能急剧恶化。典型的急性排斥反应在临床上为局部表现加上全身反应。局部表现为移植肾肿胀、疼痛,或伴血尿,全身反应为无特殊原因的尿量减少和体质量增加,突发不明原因血压升高,发热(低热为主)、乏力、关节疼痛等。查体可发现移植肾肿大、质地变硬,可有压痛。移植后远期(如5年、10年以上)受者也会发生急性排斥反应,症状多不典型,如不能及时发现和处理,可导致移植肾严重损害甚至失功。

急性排斥反应有两种主要的组织学表现形式:急性CMR,以淋巴细胞和其他炎症细胞对移植肾的浸润为特征。急性 ABMR,其诊断需要有急性组织损伤的形态学证据,循环中存在供者特异性同种异体抗体,以及抗体介导排斥反应的免疫学证据(如移植物内 C4d 沉积)。可能不出现细胞浸润。急性抗体介导性排斥反应和重症急性细胞排斥反应的鉴别较为困难,而且两者还可能共存。肾移植术后早期最常见的排斥反应是急性细胞性排斥反应,而影响移植肾近期和远期存活的主要因素是抗体介导的排斥反应。针对肾移植术后早期发生的急性排斥反应,鉴别出 ABMR 对于肾移植术后结局至关重要。移植肾穿刺活检是目前确诊 ABMR 的金标准。临床可根据国际统一的 Banff 标准(表 17-1)判断是否存在 ABMR。

表 17-1 抗体介导的肾移植排斥反应 Banff 标准(2017 年修订版)

活动性 ABMR(3 条诊断标准必须同时满足)

1. 急性组织损伤的病理表现,包括以下至少一条:
(1) 微血管炎症[g＞0 分和(或)ptc＞0 分)],排除复发和新发的移植肾肾小球肾炎,尽管合并急性 TCMR、临界改变或感染,ptc 和 g 评分均≥1 分。
(2) 动脉内膜炎或透壁性动脉炎(v＞0 分)。
(3) 排除其他原因的急性血栓性微血管病。
(4) 排除其他潜在原因的急性肾小管损伤;

2. 目前/近期抗体作用于血管内皮的证据,包括以下至少一条:
C4d 沿管周毛细血管线性沉积(冰冻切片免疫荧光 C4d 评分 2 分或 C4d 评分 3 分,或石蜡免疫组化 C4d＞0)排除复发或新发肾小球肾炎,至少中度微血管炎症(g+ptc≥2)。尽管存在急性 TCMR、临界改变或感染,ptc≥2,且 g≥1 分。充分检验的情况下,活检组织内与 ABMR 显著相关的基因转录产物/分类器表达增加。

3. DSA(HLA 或其他抗原)的血清学证据。C4d 染色或诊断标准 2 中所提及的可替代 DSA 的基因转录产物/分类器表达增加。尽管如此,当满足诊断标准 1 和(或)2 时,仍强烈建议仔细检测 DSA,包括由非 HLA 抗原导致的 DSA。

慢性活动性 ABMR(3 条诊断标准必须同时满足)

1. 慢性组织损伤的形态学表现,包括以下至少一条:
排除慢性 TMA 或慢性复发/新发肾小球肾炎,移植肾肾小球病的表现(cg＞0 分);包括仅有电镜表现(cg 1a)
严重的管周毛细血管基膜分层(需电镜诊断)
排除其他原因的新发生的动脉内膜纤维化;既往没有 TCMR 病史,硬化内膜中白细胞浸润提示 ABMR(非必需条件)

2. 现在/近期的抗体作用于血管内皮的证据,包括以下至少一条:C4d 沿管周毛细血管线性沉积(冰冻切片免疫荧光 C4d 评分 2 分或 3 分,或石蜡切片免疫组化 C4d＞0 分)
排除复发或新发肾小球肾炎,至少中度微血管炎症(g+ptc≥2 分)。存在急性 TCMR、临界改变或感染,ptc≥2 分,且 g≥1 分。充分检验的情况下,活检组织内与 ABMR 相关的基因转录产物/分类器表达增加

3. DSA(HLA 或其他抗原)的血清学证据。C4d 染色或诊断标准 2 中所提及的可替代 DSA 的基因转录产物/分类器表达增加。尽管如此,当满足诊断标准 1 和(或)2 时,仍强烈建议检测 DSA,包括由非 HLA 抗原导致的 DSA

此外,DSA 的某些特征与 ABMR 患者的预后不良相关,包括 DSA 荧光强度、DSA 亚类、补体结合能力、DSA 类型。研究发现,IgG4 免疫显性 DSA 与随后发生同种异体移植肾损伤、同种异体移植肾小球病增加和间质纤维化/肾小管萎缩相关。相比之下,IgG3 免疫显性 DSA 与更早产生排斥、微血管损伤增加、C4d 毛细血管沉积及移植失败相关。DSA 类型(预先存在或新发)也可能是 ABMR 患者预后较差的预测因素。相比于预先存在 DSA 的患者(即预先致敏的患者),新发 DSA 患者的 ABMR 的预后更差,新发 DSA 被认为主要与药物不依从性或免疫抑制不足有关。

目前推荐对肾移植术后患者检测 DSA,通常移植后第 1、3、6 和 12 个月常规监测 DSA 水平,然后每年监测一次。如果 DSA 明显升高或在最初 3 个月内出现新生 DSA,则需要进行移植肾活检。

治疗 ABMR 的主要目标是去除现有的 DSA 及根除导致其产生的 B 细胞或浆细胞克隆群体。移植后第 1 年内被诊断为急性 ABMR 的患者,推荐使用糖皮质激素、血浆置换和 IVIG 的联合治疗,并且在某些患者中还包括利妥昔单抗,对于移植 1 年以后诊断为急性 ABMR 的患者中,可使用糖皮质激素、静脉使用丙种球蛋白,而血浆置换的效果目前尚存在争议。对于初始治疗失败的 ABMR 患者,可考虑使用以下二线药物:硼替佐米、托珠单抗(抗 IL - 6 受体单抗)、依库珠单抗(抗 IL - 5 受体单抗)、贝拉西普(共刺激信号阻断剂)和 C1 酯酶抑制剂(berinert)。

◆ 最终诊断 ▶▶▶

慢性肾脏病 5T 期,肾移植术后,移植时功能不全,急性抗体介导的排斥反应。

◆ 专家点评 ◆

抗体介导的排斥反应是肾移植后同种异体肾移植失败的最常见原因,早期发现 ABMR 并进行合理干预是影响移植肾结局的重要环节。本病例为肾移植术后发生 ABMR 的少见病例,对于 ABMR 及时和有效的甄别以及干预方法的联合应用值得借鉴。

病例提供者:颜佳毅
点评专家:牟姗

📖 参考文献

［1］谢轲楠,陆劲松. 移植肾抗体介导的排斥反应:Banff 诊断标准更新[J]. 肾脏病与透析移植杂志,2019,28(2):185 - 188.

［2］WIEBE C, GIBSON IW, BLYDT-HANSEN TD, et al. Evolution and clinical pathologic correlations of de novo donor-specific HLA antibody post kidney transplant [J]. Am J Transplant,2012,12(5):1157 - 1167.

［3］HAAS M,LOUPY A,LEFAUCHEUR C,et al. The Banff 2017 kidney meetingreport:revised diagnostic criteria for chronic active T cell-mediated rejection, antibody-mediated rejection, and prospects for integrative endpoints for next generation clinical trials[J]. Am J Transplant,2018,18 (2):293 - 307.

［4］AUBERT O, LOUPY A, HIDALGO L, et al. Antibody-mediated rejection due to preexisting versus de novo donor-specific antibodies in kidney allograft recipients[J]. J Am Soc Nephrol,2017,28(6):1912 - 1923.

［5］Kidney Disease:Improving Global Outcomes (KDIGO) Transplant Work Group. KDIGO clinical practice guideline for the care of kidney transplant recipients[J]. Am J Transplant 2009,9 Suppl 3:S1 - S155.

［6］VIGLIETTI D，GOSSET C，LOUPY A，et al. C1 inhibitor in acute antibody-mediated rejection nonresponsive to conventional therapy in kidney transplant recipients：a pilot study［J］. Am J Transplant，2016，16(5)：1596 – 1603.

病例18　肾移植术后 21 年，肌肉酸痛 2 日——横纹肌溶解？

主诉

肾移植术后 21 年，肌肉酸痛 2 日。

病史摘要

现病史：患者，男，69 岁，因 CKD 5 期于 1996 – 05 – 09 行同种异体肾移植术，术后予环孢素、硫唑嘌呤、泼尼松免疫抑制治疗，出院时 Cre 90 μmol/L。2003 年 Cre 升高至 142 μmol/L，考虑慢性排异反应，加用吗替麦考酚酯 0.5 g bid，2007 – 09 – 04 Cre 升高至 196 μmol/L，肾穿刺示"移植物肾病，慢性环孢素中毒"，故停用环孢素，给予西罗莫司 2 mg qd 联合吗替麦考酚酯 0.5 bid、泼尼松 5 mg qd 抗排异治疗，定期入院评估，评估期间各项指标均无明显异常。既往有慢性乙肝病史，长期服用恩替卡韦 0.5 mg qd 抗病毒治疗。2017 – 01 – 05 复查 Cre 176 μmol/L，西罗莫司浓度＜1.69 ng/ml，24 h 尿蛋白定量 2.65 g/24h。于 2017 – 02 – 16 再次行肾穿刺活检，病理报告示：肾移植术后，以 TMA 样改变为主，存在结节样肾小球硬化，请临床注意除外糖尿病可能。目前未见明显排斥改变，仍可观察到慢性 CNI 肾毒性改变。考虑患者既往无糖尿病病史，蛋白尿增加可能与西罗莫司有关，予以暂停西罗莫司口服；改为他克莫司 0.5 mg qd po＋吗替麦考酚酯 0.5 g q12 h po 抗排异，氯沙坦 100 mg bid po 改善蛋白尿，抗病毒药调整为替比夫定。患者出院后诉出现肌肉酸痛，为进一步评估病情收入病房。

入院查体

T 36.5℃，P 82 次/分，R 18 次/分，BP 132/76 mmHg。神清，气平，精神可，心律齐，各瓣膜区未闻及病理性杂音，双肺呼吸音清，未及明显干湿啰音。腹软，无压痛、反跳痛，肾区叩痛(—)，双下肢无水肿。

辅助检查

1. 入院第一天

血常规：WBC 8.13×10^9/L，N% 80.3%，RBC 4.02×10^{12}/L，Hb 102 g/L，PLT 203×10^9/L。

CRP：5.6 mg/L。

24 h 尿总蛋白：1.82 g。

尿常规：蛋白(＋＋)，红细胞 6.7 个/HP，白细胞 3.2 个/HP。

肾功能：Cre 112 μmol/L，BUN 6.7 mmol/L，UA 323.00 μmol/L，EGFR - EPI 60 ml/min。

肝功能：Alb 35.1 g/L，ALT 56.1 IU/L，AST 49.7 U/L，DBil 9.8 μmol/L，TBil 16.1 μmol/L，LDH 327 U/L。

血脂：TC 5.67 mmol/L，TG 1.54 mmol/L，HDL - C 1.42 mmol/L，LDL - C 3.64 mmol/L。

乙肝表面标记物：HBsAg(＋)，HBeAb(＋)，HBcAb(＋)，抗- HBs(－)，HBV DNA(－)。

肌酸激酶＞1 000 U/L。CK - MB 179 U/L。

2. 入院第 3 天

血常规：WBC 3.88×10^9/L，RBC 4.03×10^{12}/L↓，Hb 113 g/L↓，PLT 289×10^9/L。

尿常规：尿潜血(＋)，尿蛋白(＋＋＋)。

肝功能：ALT 10 U/L，AST 36 U/L，TBil＜12.0 μmol/L，DBil 2.6 μmol/L，Alb 44 g/L。

肾功能：BUN 13.1 mmol/L↑，Cre 139 μmol/L↑，UA 0.519 mmol/L↑。

肌酸激酶：823 U/L。

3. 入院第四天

24 小时尿蛋白定量：4.75 g/24 h↑。

FK506 浓度：0.33 ng/ml。

4. 入院第 11 天

肾功能：BUN 10.2 mmol/L↑，Cre 130 μmol/L，UA 0.438 mmol/L↑。

24 小时尿蛋白定量：4.3 g/24 h↑。

肌酸激酶：384 U/L↑。

5. 入院第 16 天

肾功能：BUN 14.3 mmol/L↑，Cre 138 μmol/L↑，UA 0.481 mmol/L↑。

24 小时尿蛋白定量：3.36 g/24 h↑。

肌酸激酶：272 U/L↑。

肌电图报告：肌源性损害疾病之电生理表现，四肢近端、远端所检肌均有累及，以近端肌明显。

初步诊断

移植肾功能不全；肾移植术后；慢性乙型病毒性肝炎；横纹肌溶解。

治疗和转归

继续予以他克莫司 0.5 mg qd po＋吗替麦考酚酯 0.5 g q12 h po 抗排异，氯沙坦 100 mg bid po 改善蛋白尿，奥美拉唑护胃等治疗，将患者抗病毒药由替比夫定调整为恩替卡韦，后患者肌肉酸痛症状较前明显好转，复查肌酸激酶降至 272 U/L，予以出院随访。

讨论与分析

1. 该患者肌酸激酶升高由哪个药物引起？

替比夫定。

该患者乙肝病史 10 年,前 9 年一直使用恩替卡韦,后因肌酐升高换为替比夫定治疗,后患者发生肌酸激酶升高及肌肉酸痛症状,将替比夫定更换为恩替卡韦后患者肌肉酸痛症状明显好转,因此怀疑该患者肌酸激酶升高与替比夫定具有相关性。

2. 该患者他克莫司、环孢素及西罗莫司均有使用,请你将上述三个药的肾毒性进行比较。

根据药品说明书及相关研究,环孢素的肾毒性大于他克莫司且他克莫司及环孢素的肾毒性与血药浓度有关,浓度越高肾毒性越大,因此,使用他克莫司及环孢素期间应注意监测血药浓度,并根据血药浓度进行剂量调整,减少肾毒性的发生;西罗莫司的肾损伤作用较弱,因此,肾功能不全患者不需调整剂量。

3. 该患者治疗期间将西罗莫司更换为他克莫司的理由是什么?

患者因环孢素的慢性毒性作用将环孢素更换为西罗莫司治疗后出现蛋白尿,医生怀疑患者的蛋白尿产生与西罗莫司相关,临床试验及文献报道均有西罗莫司致蛋白尿的证据,因此将西罗莫司更换为他克莫司治疗。

4. 慢性乙型肝炎的治疗方案是什么? 该患者使用的剂量为多少?

根据中华医学会肝病学分会及感染病学分会的《慢性乙型肝炎防治指南》,HBeAg 阳性患者及 HBV DNA 大于 105 copies/ml 的患者需要进行抗病毒治疗,可以使用干扰素或核酸类似物进行治疗,该患者符合抗病毒治疗适应证。根据循证依据,恩替卡韦对 HBeAg 阳性的慢乙肝患者,其 HBV DNA 转阴率为 67%,研究结果显示恩替卡韦服用 2~5 年能使 HBeAg 转阴,因此患者使用恩替卡韦治疗合理。恩替卡韦具有一定的肾毒性,应根据肾功能调整剂量。该患者目前 Cre 138 μmol/L,恩替卡韦应每 48 h 服用一次(0.5 mg)。

5. 该患者急性排异的临床表现是什么?

肾移植后肌酐恢复,但之后肌酐明显升高,需排除移植肾功能异常的其他原因(通过肾活检穿刺明确)。

6. 该患者使用的药物之间的相互作用有哪些? 应如何处理?

奥美拉唑与他克莫司有相互作用,因为奥美拉唑可以作用于 CYP2C19,虽然他克莫司主要由 CYP3A5 代谢,但也部分受 CYP2C19 影响。奥美拉唑可以在一定程度上使他克莫司的血药浓度升高,特别是 CYP2C19 为中间代谢或慢代谢的患者,因此这两种药物联用需要对他克莫司的血药浓度进行密切监测。

7. 该患者出院后应如何进行出院教育?

该患者为肾移植术后 21 年患者,此次因蛋白尿增多入院,入院后给予氯沙坦调整剂量为早 200 mg、晚 100 mg,除了需要对患者进行全面的免疫抑制药物的用药教育,主要包括激素、他克莫司的用药时间、不良反应、注意事项及 FK 血药浓度监测的要求等,还需告知患者注意肌酐的变化,若肌酐在短期内升高过快应及时告知医师,以便及时调整药物方案。

8. 该患者使用替比夫定后出现肌酸激酶升高,他可以选用哪些药物治疗乙肝病毒呢?

目前治疗乙肝病毒的药物主要为核苷类抗病毒药物,包括:

(1)拉米夫定(贺普丁)。优点:上市时间最长,疗效确切,不良反应少且进入医保。缺点:持久应答率低、病毒耐药率高。

(2)阿德福韦(贺维力、名正、代丁等)。优点:耐药变异率低,对拉米夫定耐药者仍有效。缺点:抗病毒作用较弱,起效慢,有潜在的肾毒性。

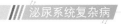

（3）恩替卡韦（博路定）。优点：作用强，耐药率低（5年累计耐药率为1.2%）。缺点：价格较贵。

（4）替比夫定（素比伏）。优点：作用强，HBeAg转换率高（22%）。缺点：变异率较高，有肌酸激酶升高等不良反应，上市时间短，抗病毒作用、长期疗效和安全性都有待证实。

该患者使用恩替卡韦数十年，因肌酐升高换为替比夫定，一年后出现肌酸激酶升高及肌痛，针对该患者可继续使用恩替卡韦治疗。

最终诊断

移植肾功能不全；肾移植术后；慢性乙型病毒性肝炎；横纹肌溶解。

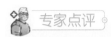 专家点评

肾移植后肌酐恢复，但之后肌酐明显升高时需排除移植肾功能异常的其他原因（通过肾活检穿刺明确）。在抗排异药的使用中，应注意药物相互作用，如本例中奥美拉唑与他克莫司的相互作用，因为奥美拉唑可以作用于CYP2C19，虽然他克莫司主要由CYP3A5代谢，但也部分受CYP2C19影响。奥美拉唑可以在一定程度上使他克莫司的血药浓度升高，特别是CYP2C19为中间代谢或慢代谢的患者，奥美拉唑对他克莫司血药浓度的影响更大，因此这两种药物联用需要对他克莫司的血药浓度进行密切监测。肾移植患者术后由于抗病毒药物的使用导致肌酐激酶升高，在明确相关药物后更改抗病毒药物，患者肌痛症状转轻。因此，选择抗病毒药物时需考虑药物的相关不良反应，在保证药物有效性的同时，应确保患者用药的安全性。

病例提供者：陈芳
点评专家：林厚文

参考文献

[1] FRANCO AFV，MARTINI D，ABENSUR H，et al. Proteinuria in transplant patients associated with sirolimus[J]. Transplant Proc，2007，39(2)：449－452.

[2] CHANG TT，LIAW YF，WU SS，et al. Long-term entecavir therapy results in the reversal of fibrosis/cirrhosis and continued histologicalimprovement in patients with chronic hepatitis B [J]. Hepatology，2010，52(3)：886－893.

[3] PASCUAL J，MARCÉN R，OREA OE，et al. Interaction between omeprazole and tacrolimus in renal allograft recipients：a clinical-analytical study[J]. Transplant Proc，2005，37(9)：3752－3753.

第五章

泌尿系统感染

病例19 双肾积水术后3个月,高热、少尿——脓肾?

主诉

发现双肾积水3个月,发热1周。

病史摘要

现病史:患者,男,63岁。3个月前因双肾积水于全麻下行左侧输尿管D-J管置换术＋输尿管镜检查扩张术,右侧置管。1周前出现体温升高最高39℃,尿色浑浊,尿量减少,血肌酐754 μmol/L,BUN 28.5 mmol/L,尿酸487 μmol/L,外院对症处理。入院后出现发热,T 38.3~39.7℃,神志清楚,予以物理降温,美罗培南抗感染,碳酸氢钠纠酸及对症处理,急查血、尿培养及降钙素原,观察患者生命体征变化,检查回报:降钙素原27.83 ng/ml,反复复测患者体温,高温不退,波动于39℃以上,最高达39.8℃,且患者血压持续性降低,波动于(80~90)/(56~59)mmHg,心率升高至120次/分,考虑感染性休克可能,行右肾穿刺造瘘术。现入我院ICU行进一步治疗。

既往史:患者既往反复肾结石、输尿管结石病史10年,多次输尿管镜手术病史,肾穿刺造瘘术病史,多次震波碎石病史。否认高血压、糖尿病等慢性病史。患者青霉素过敏。

个人史:无烟酒等不良嗜好。

入院查体

T 36.7℃,P 80次/分,R 20次/分,BP 110/80 mmHg(持续泵入升压药)。神志清晰,营养中等,发育正常,查体合作。双肾区无叩击痛,双肾触诊未及。双肾输尿行径无压痛。余无殊。

辅助检查

血常规:WBC 11.14×10^9/L,N% 85%,Hb 131 g/L,PLT 116×10^9/L。

血气分析(面罩吸氧5 L/min):pH 7.29,PCO$_2$ 25.7 mmHg,PO$_2$ 98.8 mmHg,K$^+$ 3.9 mmol/L,Lac 2.2 mmol/L。

肝功能:TBil 6.2 μmol/L,DBil 5.3 μmol/L,ALT 11 U/L,AST 14 U/L,Alb 39 g/L。

肾功能：Cre 813 μmol/L，eGFR 6 ml/(min · 1.73 m^2)。

降钙素原：27.83 ng/ml。

初步诊断

感染性休克，右侧脓肾，泌尿道感染。

治疗及转归

1. 初始治疗方案

初始治疗方案如表 19 - 1 所示。

表 19 - 1　入院后初始治疗方案

药品名称	剂　量	用　法
注射用美罗培南 0.9%氯化钠注射液	0.5 g 100 ml	ivgtt q12 h
重酒石酸去甲肾上腺素注射液 5%葡萄糖注射液	4 mg 48 ml	静推微泵 st
碳酸氢钠注射液	250 ml	ivgtt st

2. 入 ICU 第 4 天

患者情况：患者神志清，目前面罩吸氧中，5 L/min，自主呼吸平稳。

查体：T_{max} 39℃，HR 101 次/分，BP 110/63 mmHg(持续泵入升压药)，R 22 次/分，SpO_2 95%。今日行床旁血液净化治疗，历时 7 h 20 min。治疗前后生命体征平稳。

辅助检查：

血常规：WBC 9.73×10^9/L，N% 82.9%，Hb 87 g/L，PLT 47×10^9/L。

肝功能：TBil 8.1 μmol/L，DBil 7 μmol/L，ALT 11 U/L，AST 26 U/L，Alb 29 g/L。

肾功能：Cre 331 μmol/L，尿酸 157 μmol/L。

血气(吸氧浓度 40%)：pH 7.36，PCO_2 34.5 mmHg，PO_2 98.5 mmHg，SpO_2 98.7%，K^+ 4.1 mmol/L，Lac 0.90 mmol/L。

血培养：白色念珠菌阳性；敏感抗生素：5 - 氟胞嘧啶，氟康唑，伊曲康唑，伏立康唑。

肾脓肿脓液培养：白色念珠菌 2+；敏感抗生素：5 - 氟胞嘧啶，氟康唑，伊曲康唑，伏立康唑。

床旁 B 超：右肾 140 mm×81 mm×75 mm，肾内充满无回声区，其内可见絮状回声，左肾 80 mm×33 mm×32 mm，肾盂分离(一)，内见数个强回声团块，最大 10 mm，皮髓质结构欠清。右侧输尿管扩张约 8 mm，左侧输尿管未见明显扩张，下腹部未见明显无回声区。诊断：右肾重度积水，右侧输尿管扩张，左肾萎缩伴结石。

治疗方案：

(1) 0.9%氯化钠注射液 100 ml＋注射用醋酸卡泊芬净首剂 70 mg ivgtt st，维持剂量 50 mg ivgtt qd。

(2) 重组人血小板生成素注射液 15 000 U ih qd。

3. 入 ICU 第 10 天

患者情况:患者神志清,目前面罩吸氧中,5 L/min,自主呼吸平稳。

查体:最高体温 37.4℃;HR 85 次/分;BP 121/74 mmHg;R 29 次/分,SpO$_2$ 100%。双下肢不肿,肾引流管通畅。24 h 入水量 2 342 ml,尿量 2 880 ml。

辅助检查:

血常规:WBC 8.79×10^9/L,N% 72.3%,Hb 90 g/L,PLT 189×10^9/L。

肝功能:TBil 6 μmol/L,DBil 4.7 μmol/L,ALT 13 U/L,AST 28 U/L,Alb 25 g/L。

肾功能:Cre 483 μmol/L,eGFR 10 ml/(min·1.73 m^2)。

降钙素原 5.49 ng/ml。

尿真菌培养:白色念珠菌 8 万/ml 和 2 万/ml。敏感:5-氟胞嘧啶,氟康唑,伊曲康唑,伏立康唑。

尿细菌培养:阴性×2。

血培养(需氧/厌氧)(2 个时间点):阴性×3 瓶。

治疗方案:

停用:0.9%氯化钠注射液 100 ml+注射用醋酸卡泊芬净 50 mg ivgtt qd。

予:氟康唑注射液 0.2 g ivgtt qd;

20%人血白蛋白注射液 10 g ivgtt st。

4. 入 ICU 第 11 天(转出 ICU)

患者情况:患者神志清,未诉不适。鼻导管吸氧 5 L/min,呼吸平稳,SpO$_2$ 99%。

查体:最高体温 37.1℃;即时心电监护示 HR 80 次/分;BP 120/65 mmHg;R 20 次/分,SpO$_2$ 100%。四肢活动可,双下肢不肿,肾造瘘引流管通畅,昨天引流 0 ml。

辅助检查:

血培养:阴性×4 瓶。

治疗方案:患者病情稳定,体温正常,血培养转阴,感染控制可,eGFR 明显稳定,小便可,回泌尿科病房继续治疗。

讨论及分析

1. 该患者入 ICU 予注射用美罗培南 0.5 g ivgtt q12 h,请评价这一初始治疗方案。

(1) 适应证:患者 T 39~39.8℃,WBC 11.14×10^9/L,N% 85%,降钙素原 27.83 ng/ml,诊断为感染性休克。因此患者有抗菌药使用指征。

(2) 病原体:患者有肾结石、输尿管结石病史,且多次行输尿管 D-J 管置换术,一周前出现体温升高,最高 39℃,尿色浑浊,尿量减少,B 超示右肾重度积水,考虑该患者原发病灶为尿路感染,根据《EAU 泌尿系感染指南》(2017),常见的致病菌谱依次为大肠埃希菌、其他肠杆菌科细菌、假单胞菌、肠球菌及其他耐药菌。

(3) 抗菌谱:临床选用的美罗培南属于碳青霉烯类抗菌药,能有效覆盖尿路感染常见致病菌(肠球菌除外),并对肠杆菌科耐药菌(产 ESBL)和铜绿假单胞菌有效。选药合理。

(4) 用法用量:患者 Cre 754 μmol/L,计算 Ccr 为 8.8 ml/min,根据《EAU 泌尿系感染指南》(2017),需减量至 50%,且每 24 h 给药一次(即 0.5 g qd),目前给药方案 0.5 g ivgtt q12 h,给药频次过高,建议调整为 0.5 g ivgtt qd。

（5）过敏史：患者有青霉素过敏史，美罗培南与青霉素发生交叉过敏反应的发生率较小，可以使用，但需加强监测。

2. 患者第2~8天隔日行床旁CRRT治疗，CVVHF模式，在此期间，患者先后予美罗培南、卡泊芬净治疗，请问这些药物剂量需如何调整？

（1）患者因肾功能不全，隔日行CVVHF，每次7h20min~7h30min。CRRT对药物的影响，需考虑药物的清除途径、表观分布容积、蛋白结合率、分子量、电荷等。

（2）美罗培南70%通过肾脏排泄，表观分布容积为0.29L/kg，蛋白结合率为2%，分子量为437.51，需要根据CRRT调整剂量。患者虽行CRRT，但是隔日治疗数小时，清除不完全，第2天血透后Ccr为12.8ml/min，至第6天Ccr为12.5ml/min，因此根据《热病：桑福德抗微生物治疗指南》（第48版）推荐Ccr 10~25ml/min予0.5g q12h，患者美罗培南0.5g q12h剂量合理。

（3）卡泊芬净主要通过水解和N-乙酰化缓慢代谢，仅有少量以原形从尿中排出（大约为给药剂量的1.4%），蛋白结合率为97%，分子量为1213，CRRT时无须调整剂量。因此该患者卡泊芬净70mg/50mg qd ivgtt剂量合理。

3. 患者入ICU第4天回报血培养：白色念珠菌阳性；敏感抗生素：5-氟胞嘧啶，氟康唑，伊曲康唑，伏立康唑。肾脓肿脓液培养：白色念珠菌2+；敏感抗生素：5-氟胞嘧啶，氟康唑，伊曲康唑，伏立康唑。于第4天予注射用卡泊芬净70mg/50mg qd ivgtt，请评价该患者是否适合选用卡泊芬净治疗？

（1）患者第4天T_{max} 39℃，BP 110/63mmHg（持续泵入升压药）；血培养提示白色念珠菌生长，属于血流动力学不稳定的念珠菌血流感染。根据《2016 IDSA 念珠菌病的管理》，血流动力学不稳定的念珠菌血症患者，首选棘白霉素类，卡泊芬净首剂70mg，维持剂量50mg/d。因此该患者选用卡泊芬净治疗念珠菌血症合理。

（2）患者肾脓肿脓液和尿培养均提示白色念珠菌生长，考虑为上尿路念珠菌感染。根据2016年《念珠菌病管理临床实践指南》，对于上行性念珠菌肾盂肾炎对氟康唑敏感的病原体，首选氟康唑200~400mg qd po×2周。卡泊芬净主要通过水解和N-乙酰化缓慢代谢，仅有少量以原形从尿中排出（大约为给药剂量的1.4%），尿中浓度低，不推荐选用卡泊芬净。

（3）Sobel JD等报道，在回顾分析卡泊芬净的Ⅱ/Ⅲ期研究中，发现其对念珠菌尿有效（6例）。研究表明，尿路感染，尤其是下尿路感染，在治疗时往往需要更高的尿抗菌药物浓度。与之相反，侵袭性实质感染（包括肾和膀胱）等复杂尿路感染患者，则依赖于治疗药物的血浆和组织浓度。

（4）本患者合并尿路结石、肾功能不全等复杂因素，并为念珠菌尿合并念珠菌血症患者，故卡泊芬净更为适合该患者的治疗。

4. 患者入ICU第10天停用0.9%氯化钠注射液100ml＋注射用醋酸卡泊芬净50mg ivgtt qd，予氟康唑注射液0.2g ivgtt qd，请评价患者抗真菌药物治疗方案的这一更改？

（1）患者第10天T_{max} 37.4℃，已热平3天；BP 121/74mmHg，已停用血管活性药物6天；WBC 8.79×10⁹/L，N% 72.3%，考虑感染已好转。

（2）患者第10天回报血培养：阴性×3瓶；考虑患者目前血培养转阴。

（3）患者自第4天开始使用卡泊芬净，至第10天已使用6天。根据2016年《念珠菌病临床实践指南》中"念珠菌血症"的相关内容，对于临床症状稳定、分离出对氟康唑敏感的念珠菌感染,若初始抗真菌治疗后重复血培养结果阴性,推荐将棘白菌素类更换为氟康唑(通常在5～7天内)。因此序贯使用氟康唑合理。

(4) 患者已停用CRRT,第10天Cre 483μmol/L,计算Ccr为13.7 ml/min,氟康唑主要排泄途径为肾脏,接近80%的药物从尿中以原型排出。根据《热病》(第48版),Ccr 10～50 ml/min的患者推荐氟康唑剂量50～200 mg qd,因此患者氟康唑200 mg qd剂量合理。

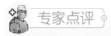

最终诊断

感染性休克、右侧脓肾、双侧肾积水、泌尿道感染、双侧输尿管内支架、左侧肾结石、肾功能不全、肾穿刺造瘘术后。

专家点评

　　泌尿系统感染是一种常见的感染性疾病。其临床表现多样化,从无症状菌尿到典型尿路感染症状,感染累及肾盂肾盏者可导致全身炎症反应,甚至感染性休克。绝大多数尿路感染经抗感染治疗可痊愈,但少数伴有基础疾病(复杂性尿路感染)者可反复发作,或导致肾脏瘢痕和肾功能不全。选择抗菌药时,既需要考虑覆盖泌尿系统常见病原菌,考虑抗菌药在泌尿系统的分布,还需要权衡抗菌药物肾毒性,根据肾功能调整抗菌药的给药剂量等。

病例提供者:钟晗
点评专家:林厚文

参考文献

[1] BONKAT G, PICKARD R, BARTOLETTI R, et al. EAU Guidelines on Urological Infections [EB/OL]. (2017 - 03 - 01)[2021 - 05 - 10]https://uroweb. org/wp-content/uploads/19 - Urological-infections_2017_web. pdf.

[2] GILBERT DN, CHAMBERS HF, ELIOPOULOS GM, et al. 热病:桑福德抗微生物治疗指南(第48版)[M]. 北京:中国协和医科大学出版社,2019:225 - 232.

[3] SOBEL JD, BRADSHAW SK, LIPKA CJ, et al. Caspofungin in the treatment of symptomatic candiduria [J]. Clin Infect Dis, 2007, 44(5):e46 - e49.

[4] PAPPAS PG, KAUFFMAN CA, ANDES DR, et al. Clinical practice guideline for the management of candidiasis: 2016 update by the Infectious Diseases Society of America [J]. Clin Infect Dis, 2016, 62(4):e1 - e50.

病例20　反复发热2周,左肾囊肿伴囊壁钙化——肾脓肿?

主诉

反复发热2周。

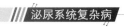

病史摘要

现病史：患者，女，68岁，于2周前无明显诱因下出现发热，伴畏寒、寒战，一过性晕厥，无尿频、尿急、尿痛，无咳嗽、咳痰等症状，至当地医院就诊，测 T 40.2℃，查血常规：WBC $11.7×10^9/L$，N％ 94.6％，CRP 200.2 mg/L，PCT 91.5 ng/ml。尿常规：白细胞（＋）。肺部 CT 未见明显异常。腹部 B 超：左肾囊肿伴囊壁钙化，考虑感染性发热。当地医院血培养结果示超广谱 β-内酰胺酶（ESBL）阳性（大肠埃希菌），哌拉西林他唑巴坦敏感，但患者体温下降不明显，后调整为比阿培南针抗感染，热峰较前下降，复查炎症指标好转，复查血常规：WBC $10.5×10^9/L$，N％ 86.6％，CRP 39.7 mg/L，PCT 1.78 ng/ml，2 日后患者再次发热至 39.9℃，伴畏寒、寒战，复查血常规：WBC $11.1×10^9/L$，N％ 92.9％，CRP 138.1 mg/L，PCT 0.74 ng/ml。患者为进一步治疗转诊至我院。

既往史：有 2 型糖尿病病史 1 年，近 1 个月服用二甲双胍片，近期血糖控制一般。

入院查体

神志清，精神可。心、肺无殊。腹平软，无压痛、反跳痛，肝、脾肋下未及，Murphy 征（－），肝区及双肾区无叩痛，移动性浊音（－），双下肢无水肿，神经系统查体未见明显异常。

辅助检查

胸部 CT 平扫示：两肺可见淡薄渗出。全腹 CT 增强示：左肾上极略低密度灶，大小约 23 mm×21 mm，增强后中间部分无强化，周围中度强化，边界欠清。肾脏 MRI 增强示：左肾见一类圆形异常信号，大小约 22 mm×16 mm，内见分层信号，上层呈 T1 稍低信号、T2 稍高信号，下层呈 T1 稍高信号、T2 稍高信号，DWI 内下层明显高信号，增强扫描囊壁明显环形强化，囊内未见明显强化。

初步诊断

肾脓肿，2 型糖尿病。

治疗及转归

患者入院后，予以美罗培南抗感染，加强营养支持，调整血糖，同时行超声引导下穿刺引流，引流液培养提示大肠埃希菌感染，亚胺培南、美罗培南、派拉西林/他唑巴坦和呋喃妥因敏感。穿刺引流联合抗感染治疗后，患者体温逐渐下降，复查各项感染指标均下降。

讨论与分析

2 型糖尿病是各类感染的危险因素，高血糖使血浆渗透压升高，白细胞内糖代谢紊乱，使细胞糖酵解能力下降，导致中性粒细胞趋化、吞噬、杀菌能力下降；糖尿病患者大多代谢紊乱，蛋白质分解加速、合成减慢，免疫球蛋白、补体生成能力减弱，导致细胞及体液免疫应答作用减弱；高血糖有利于病原微生物的生长、繁殖；患者易发生血管病变，使大、中和微血管结构和功能异常，致血流缓慢、血液循环障碍，影响了对致病菌的及时清除。因此，控制血糖、敏感抗生素抗感染和感染灶引流是关键。对于此类患者，治疗原则如下。

（1）全身支持治疗：如注意休息，营养支持等，贫血者可视情况输血。

（2）合理应用抗生素：先经验性选择抗生素治疗，后依据血/尿培养或微生物检查结果静脉应用敏感的抗生素。

（3）肾脏脓肿的大小是决定是否需要引流的关键因素，若脓肿直径<5 cm，可考虑仅予抗生素治疗，若一段时间抗生素治疗后患者临床症状和影像学表现未见明显好转，可考虑行经皮穿刺引流；若脓肿直径>5 cm，当行抗生素联合经皮穿刺引流或开放性手术引流治疗。早期肾穿刺造瘘，充分引流，应注意观察肾功能恢复情况。若肾功能恢复，则解除可能诱导感染的梗阻因素；当患侧肾已失去功能，若对侧肾功能尚好，则应行患侧肾切除术。肾切除有困难时也可先置入肾造瘘引流，后再行肾切除术。慢性病变患者肾功能可能严重受损，肾脏体积缩小且有瘢痕，因此也应考虑肾切除。

最终诊断

脓毒血症，肾脓肿，2 型糖尿病。

专家点评

　　肾脓肿或者肾周脓肿，总体治疗关键是抗菌治疗，必要时行经皮穿刺引流，控制危险因素。若存在可能加重症状的泌尿系统梗阻，应及时解除。当抗生素治疗或脓肿穿刺引流效果不佳或肾脏伴随慢性基础性疾病时，可考虑外科手术干预。

病例提供者：简钟宇
点评专家：王坤杰

参考文献

尿路感染诊断与治疗中国专家共识编写组. 尿路感染诊断与治疗中国专家共识（2015 版）——复杂性尿路感染[J]. 中华泌尿外科杂志，2015，36(4)，241－244.

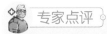

病例 21 下腹部胀痛不适，伴尿频、尿痛，反复左腰胀痛伴发热
　　　　　——左肾输尿管结核？

主诉

下腹部胀痛半年余，反复左腰胀痛伴发热 2 天。

病史摘要

　　现病史：患者，男性，47 岁，于半年前无明显诱因出现下腹部胀痛不适，伴尿频、尿痛，无尿急，小便黄，偶有肉眼血尿，当时无呕吐，无排尿中断现象。2 天前出现反复左腰胀痛伴发热，收入我院。

既往史:不详。

个人史及家族史:不详。

婚育史:不详。

入院查体

双肾区未触及包块,左侧肾区叩击痛,输尿管行程无压痛,膀胱区不充盈,无压痛。

辅助检查

B超示:①左肾积水,轮廓欠规则;②左侧输尿管增粗;③右肾、右侧输尿管、膀胱未见明显异常。

初步诊断

左肾积水,左侧输尿管梗阻。

治疗及转归

入院后予常规抗感染治疗1周,患者症状未见明显改善。查结核感染T细胞试验提示阳性,抗原A 15 pg/ml(<6),抗原B 28 pg/ml(<6)。

讨论与分析

1. 为验证可能的诊断,还应做哪些辅助检查?

(1)病原学检查:尿抗酸染色、尿分枝杆菌培养。

(2)免疫学检查:皮肤结核菌素试验、T-SPOT等。

(3)影像学检查:泌尿生殖系统CT。

2. 还应与哪些疾病进行鉴别?

(1)附睾炎、尿道炎:多由淋病奈瑟菌和沙眼衣原体引起,尿液致病菌培养或PCR检测可辅助诊断。

(2)尿道狭窄:最常见表现为排尿困难,可通过尿道造影或尿道镜检诊断。

(3)良性前列腺增生:以尿频、尿急、排尿困难等下尿路刺激症状为主要临床表现,鉴别要点在于:①良性前列腺增生多发生于中老年男性;②良性前列腺增生时血清前列腺特异性抗原多升高明显。

(4)前列腺炎:前列腺炎多因革兰氏阴性菌、沙眼衣原体、淋病奈瑟菌等所致感染,尿频、尿急等症状为主要临床表现,尿培养或尿革兰氏染色可辅助鉴别。

(5)恶性肿瘤(肾细胞癌、睾丸肿瘤):鉴别方式包括影像学检查的特征性表现、血清肿瘤标志物筛查,组织病理等。

(6)卡介苗灌注所致膀胱炎:卡介苗膀胱灌注被用于膀胱癌的临床治疗,患者可出现膀胱炎症状,尿结核分枝杆菌培养可辅助鉴别。

3. 患者是否具有所诊断疾病的危险因素? 此外,是否还有其他危险因素?

有,危险因素为:男性、47岁(>40岁)

其他危险因素包括:既往结核病史、长期消耗性疾病、创伤、皮质激素长期大量使用、伴随免疫抑制性疾病、糖尿病及前述获得性免疫缺陷综合征等。

4. 该病的药物治疗原则是什么?

抗结核药物治疗原则包括:早期、联合、适量、规律、全程。

5. 目前临床一线用药包括哪些?

常用的一线治疗药物有异烟肼、乙胺丁醇、吡嗪酰胺、利福平。

最终诊断

左肾输尿管结核。

 专家点评

手术治疗也是泌尿生殖系统结核常规的治疗方式,可作为药物治疗的辅助和补充。

(1) 肾切除术。适应证包括:①伴或不伴钙化的无功能肾脏;②病灶累及全肾导致肾实质广泛受损;③合并肾细胞癌。此外术后应继续抗结核药物治疗6~9个月。

(2) 肾部分切除术:随着抗结核药物的广泛应用,早期局灶性肾结核应用药物治疗多能治愈,故目前肾部分切除术已较少使用,该术式的主要适应证为经药物治疗无明显好转的局限性病灶,病灶有危及整个肾脏风险者。术后应继续抗结核药物治疗6~9个月。

(3) 输尿管狭窄:依据狭窄段的位置和狭窄程度选择不同的治疗术式,如膀胱输尿管连接部狭窄可行狭窄段切除后输尿管膀胱再植术,输尿管短段狭窄可行内镜下切开或球囊扩张术等。

(4) 尿道狭窄:抗结核药物治疗无明显效果的情况下,可行手术治疗,术式包括尿道扩张术、内镜下狭窄段切开、狭窄段切除后皮瓣成形术等。

(5) 附睾切除:主要适应证是药物治疗无效且有脓肿或阴囊皮肤窦道形成,手术中应注意尽可能保留附睾和睾丸组织。

病例提供者:简钟宇
点评专家:王坤杰

病例22　尿频、尿急、会阴部疼痛3天,加重伴发热1天——急性前列腺炎?

主诉

尿频、尿急、会阴部疼痛3天,加重伴发热1天。

病史摘要

现病史:患者3天前无明显诱因下突发耻骨上疼痛,伴尿频、尿急。未予重视,1天前饮酒后出现排尿不畅、梗阻现象,T 39℃。

既往史：饮酒史 20 年，每日饮黄酒 2 两。否认高血压、糖尿病病史，无结核、肝炎等传染病史，无外伤及手术史。否认食物及药物过敏史。

个人史：久居原籍，否认疫水及有毒、放射性物质接触史。

婚育史：已婚，育有 1 女，配偶及女儿均体健。

家族史：否认家族成员恶性肿瘤或类似疾病病史。

入院查体

直肠指检示前列腺 II 度增大，肿胀，温度升高，有局部压痛。

辅助检查

血常规：WBC 17.9×10^9/L，N% 85%。尿常规：WBC（＋＋＋），PSA 179 ng/μL。肾、输尿管、膀胱、前列腺 B 超：双肾积水，前列腺增大，血供丰富。残余尿（－）。

初步诊断

急性前列腺炎。

治疗及转归

给予左氧氟沙星 0.5 g qd 静脉滴注，3 d 后体温恢复正常，1 周后复查血常规，白细胞及中性粒百分比恢复正常，尿培养提示大肠埃希菌感染。1 周后改为口服左氧氟沙星 0.5 g qd 治疗，治疗 1 周。

讨论与分析

急性前列腺炎高发于 50 岁以下中青年，大多由尿道上行感染所致；血行感染来源于疖、痈、扁桃体、龋齿及呼吸道感染灶；也可由急性膀胱炎、急性尿潴留及急性淋菌性后尿道炎等的感染尿液经前列腺管逆流引起。患者多年习惯饮酒，易加重前列腺充血症状。

最终诊断

急性前列腺炎。

专家点评

急性前列腺炎的治疗原则包括以下几个方面。

（1）抗生素推荐药物：喹诺酮类（左氧氟沙星）、头孢菌素、阿奇霉素、磷霉素。疗程：2～4 周。

（2）改善排尿症状：可选用 α 受体阻滞剂和 M 受体阻滞剂。α_1 受体阻滞剂针对不同类型前列腺炎可有效缓解尿路刺激症状和排尿困难；减少临床和细菌性复发的风险；改善症状和提高生活质量。

（3）疼痛处理：可应用止痛剂；非甾体抗炎药（nonsteroidal antiinflammatory drugs, NSAIDs）4～6 周内；神经源性疼痛处理可用普瑞巴林或加巴喷丁、三环抗抑郁药、选择性血清素去甲肾上腺素再摄取抑制剂（度洛西汀）。

　　急性前列腺炎患者前列腺外周带低回声区可持续存在很长时间,彩超、DRE、PSA可帮助其与前列腺癌相鉴别。

病例提供者:潘家骅
点评专家:薛蔚

参考文献

［1］吴阶平，马永江. 实用泌尿外科学［J］. 北京：人民军医出版社，1991.

［2］REES J，ABRAHAMS M，DOBLE A，et al. Diagnosis and treatment of chronic bacterial prostatitis and chronic prostatitis/chronic pelvic pain syndrome：a consensus guideline［J］. BJU Int，2015，116(4)：509 - 525.

［3］WEIN AJ. Campbell-Walsh urology：expert consult premium edition：enhanced online features and print，4 - volume set［M］. Elsevier Health Sciences，2011.

第六章

泌尿系统损伤

病例23 摔倒后下腹痛伴血尿 3 小时——膀胱破裂?

主诉

外伤后下腹痛伴血尿 3 小时。

病史摘要

现病史:患者,男性,45 岁。因"外伤后下腹痛伴血尿 3 小时"来医院就诊。3 小时前患者在聚餐饮酒后厕所内摔倒,后出现下腹部疼痛,疼痛为持续性隐痛,同时自诉排尿困难。入院时体温正常,BP 135/72 mmHg,HR 96 次/分,R 28 次/分,全身酒气。急诊以"外伤后血尿"收入泌尿外科病房。

既往史:否认糖尿病病史,无结核、肝炎等传染病史,无手术史。否认食物及药物过敏史。久居原籍,否认疫水及有毒、放射性物质接触史。

个人史:烟龄超过 20 年,1 包/日,无酗酒。

婚育史:已婚,育有 2 子,体健。

家族史:否认家族遗传病史。

入院查体

腹软,下腹部压痛伴轻度反跳痛,未及肌紧张。下腹部未见伤口,皮肤未见瘀点、瘀斑。

辅助检查

心电图及心肌酶谱检查未见异常,血常规提示 WBC 10.1×10^9/L,Hb 153 g/L。肝肾功能正常,血淀粉酶正常。

初步诊断

血尿,腹部外伤。

治疗及转归

给予留置导尿,导尿顺利,引流出少量红色尿液,量约 400 ml。进一步给予查腹部 CT

平扫,提示肝脾肾形态完整,盆腔内见积液。X线膀胱造影示造影剂可见于耻骨后间隙、腹膜前间隙和大腿表面软组织层之间。留置导尿管后,患者腹部不适症状缓解,2周后行膀胱造影未见造影剂外渗,拔除导尿管后,患者排尿正常。

讨论与分析

该患者为45岁男性,有饮酒后厕所内摔倒病史,且出现了血尿和排尿不畅,应考虑泌尿系损伤可能,后续X线膀胱造影进一步证实膀胱破裂。

1. 膀胱破裂的病因有哪些?

(1)钝性损伤。钝性损伤是膀胱损伤最常见的病因。在钝性损伤中,最常见的原因是交通事故,交通事故引起的膀胱损伤往往还伴有骨盆骨折和其他腹部损伤。钝性膀胱损伤的几种机制已被提出。作用于腹部的直接暴力会导致膀胱最脆弱的部分——膀胱穹窿的破裂。间接暴力常发生于骨盆骨折时,骨盆的破坏可能会产生一种剪切力,导致与骨盆骨折部位相反的爆裂性损伤。另外,骨盆骨折产生的骨折断端或游离骨片也可能对膀胱造成损伤。

(2)穿透性损伤。穿透性损伤也是膀胱损伤较常见的病因,多由锐器或高速运动的碎片、子弹引起。穿透性损伤患者往往合并其他相邻脏器损伤,如直肠、子宫、阴道等,可引起腹膜炎、脓毒血症等并发症,并可形成膀胱直肠瘘或膀胱阴道瘘,从而影响预后。

(3)医源性损伤。孤立性的膀胱损伤较为罕见,大多为继发性的医源性损伤。医源性膀胱损伤常见于妇科和泌尿外科手术,也可见于普外科和骨科手术。膀胱损伤发生率最高的手术包括经阴道子宫切除术、尿道或耻骨后悬吊术、经尿道膀胱肿瘤切除术。膀胱镜检查、前列腺电切术、膀胱碎石术、盆腔手术、疝修补术、尿道手术也都可造成膀胱损伤。

(4)自发性膀胱破裂。可见于病理性膀胱,如膀胱结核、晚期肿瘤、长期接受放疗的膀胱等,当膀胱过度充盈时,可发生破裂,称之为自发性破裂。

2. 膀胱损伤的临床表现有哪些?

血尿在67%～95%的病例中出现,是与膀胱损伤相关的最典型症状。镜下血尿可在5%的病例中看到。其他体征如相关的骨盆骨折、耻骨上压痛、少尿、排尿困难、肌酐升高、腹部血肿、会阴和大腿上部水肿、休克等均应考虑膀胱损伤可能。

如有穿透性损伤,可观察下腹、会阴、臀部的损伤,并仔细观察穿透伤痕迹。

如有医源性膀胱损伤,出现以下情况均应考虑膀胱损伤可能:在手术过程中出现明显的液体或能在手术区域直接观察到导尿管;在引流袋中出现较多血液或气体;肠膀胱造影术可见脂肪组织或肠道;膀胱灌注液回流少;无法膨胀的膀胱或出现相反的腹胀症状。

如出现孤立性膀胱损伤,其危险因素包括年轻、男性、酒精中毒和外伤。酒精会导致膀胱膨胀,增加机动车事故造成的钝性创伤的风险。孤立性膀胱损伤有时症状出现较晚,早期不易诊断,有时5天后才出现血液尿素氮和肌酐增加。因此,对于有上述危险因素的患者,急诊时需警惕膀胱损伤。

综上,我们可以发现膀胱损伤往往伴随其他腹部脏器的损伤,其临床表现多种多样。我们可以将其分为两类:一类为泌尿系统表现,一类为其他系统表现。

泌尿系统表现:血尿、少尿、排尿困难、尿瘘、高氮质血症、肌酐升高。

其他系统表现:休克、疼痛、局部血肿、会阴和大腿上部水肿、皮肤瘀斑等。

3. 膀胱破裂的辅助检查有哪些?

(1) 导尿检查。导尿管插入膀胱后,如引流出 300 ml 以上的清亮尿液,基本上排除膀胱破裂;如顺利插入但不能导出尿液或仅导出少量血尿,则膀胱破裂的可能性较大。此时可经导尿管注入灭菌生理盐水 200～300 ml,片刻后再吸出。液体外漏时吸出量会减少,腹腔液体回流时吸出量会增加。若液体进出量差异大,提示膀胱破裂。

(2) 影像学检查。虽然 X 线膀胱造影术是评估膀胱损伤的一种经典手段,但现在大多数中心正在向 CT 膀胱造影术的应用发展。当其他腹部器官需要成像时,CT 膀胱造影术尤其有用,因为它可以检测多种损伤,包括血尿的来源。欧洲泌尿外科协会(EAU)建议在其他可能的腹部创伤时使用 CT 膀胱造影,而美国泌尿外科协会(AUA)的指导方针并没有明确指出 CT 与 X 线的区别。对于 CT 和 X 线膀胱造影,造影剂通过导尿管的重力充填以逆行方式注入膀胱,膀胱通常用至少 300 ml 的造影剂膨胀。X 射线膀胱造影术需要简单平片、完整的填充片和后引流片。后引流片用于鉴别膀胱后部损伤,因为该损伤可能被充满对比剂的膀胱所掩盖。斜位 X 线图像也可用于描绘膀胱损伤的位置。相比之下,CT 膀胱造影则不需要引流片,因为三维重建考虑了膀胱的立体评估和裂伤的定位。

CT 膀胱造影术与逆行膀胱造影术对膀胱破裂的诊断具有相似的特异性和敏感性。另外,一项研究显示,CT 膀胱造影的结果与手术探查膀胱损伤后的结果一致,在 82% 的病例中,检测膀胱破裂的敏感性和特异性分别为 95% 和 100%。与 X 射线膀胱造影术相比,CT 更昂贵,且具有更强的辐射。然而,CT 花费更少的时间,包括更多的细节周围的盆腔结构。虽然这两种方法在检测膀胱破裂方面同样有效,但我们预计这种趋势将继续向 CT 膀胱造影发展。

膀胱外的造影剂是膀胱损伤的标志。腹膜内膀胱破裂时,造影剂可能渗进结肠旁沟和肠外间隙。腹膜外膀胱破裂时,造影剂可见于耻骨后间隙、腹膜前间隙和大腿表面软组织层之间。而在膀胱挫伤或膀胱间质损伤,膀胱外无造影剂外渗。在术中膀胱损伤的情况下,EAU 指南推荐使用膀胱镜检查来评估可疑的膀胱损伤。

4. 膀胱破裂的治疗方法有哪些?

(1) 紧急处理。积极抗休克治疗,如输液、输血、镇静及止痛。尽早应用广谱抗生素预防感染。

(2) 膀胱挫伤。在钝性创伤的背景下,未发现明确原因的血尿患者可诊断为膀胱挫伤。除非出现明显出血,有需要可使用大口径导管进行引流和冲洗,否则不需要治疗。

(3) 腹膜内型膀胱破裂。膀胱损伤的外科处理对腹膜内型膀胱损伤是必要的,因为它们有败血症的风险,往往损伤较大,相较于腹膜外型膀胱破裂有较高的发病率和病死率。因此,腹膜内型膀胱破裂往往需要手术探查,手术通常通过下中线或 Pfannenstiel 切口进行。撕裂伤应该用一层或两层可吸收的活动缝线缝合。膀胱损伤修复后,可以通过导尿管逆行填充膀胱来测试膀胱闭合度。此外,使用一种有颜色的试剂,如亚甲蓝,可能有助于识别膀胱充盈过程中的泄漏。腹腔引流也可用于评估术后尿漏。目前还没有关于膀胱修复术后导管放置时间最佳长度的指导方针,但已有 7～14 天的报道,且常被使用。AUA 指南建议在膀胱修复后不需要使用耻骨上导尿管,大多数情况下普通导尿管就足够了。事实上,与经耻骨上导尿管和尿道导尿管联合引流相比,经尿道导尿管引流可缩短住院时间,降低发病率。

(4) 腹膜外型膀胱破裂。腹膜外型膀胱破裂通常保守处理,膀胱置管引流,通过膀胱造影观察损伤是否愈合。大多数的破裂在 3 周内愈合,如果伤口四周还没有愈合,AUA 建议进行手术修复。指南还建议对持续性血尿、伴随其他盆腔器官损伤、膀胱内存在异物或骨、持续尿漏和穿透性创伤的腹膜外型膀胱破裂进行手术。其他适应证还包括阴道或直肠撕裂、导尿管引流不畅、膀胱颈损伤和骨盆骨折的内固定。EAU 指南还推荐在开腹手术中同时进行膀胱修补术以减少感染并发症。

（5）并发症的处理。盆腔积液和脓肿可在超声引导下穿刺抽吸，必要时腔内注入广谱抗生素治疗。腹腔内脓肿和腹膜炎应尽早探查引流，同时用足量抗生素控制感染。

最终诊断

膀胱破裂（腹膜外型）。

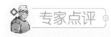 **专家点评**

　　下腹部外伤后血尿应该充分考虑膀胱和尿道的损伤。而对于膀胱破裂应根据症状、体征以及辅助检查，鉴别是腹膜外型还是腹膜内型，因为二者的治疗是不同的，腹膜外型可以留置导尿管保守治疗，而腹膜内型往往需要急诊修复。

　　　　　　　　　　　　　　　　　　　　　　　　病例提供者：沈海波
　　　　　　　　　　　　　　　　　　　　　　　　点评专家：齐隽

参考文献

［1］陈孝平，汪建平，赵继宗. 外科学［M］. 9版. 北京：人民卫生出版社，2018.
［2］崔慧先，李瑞锡. 局部解剖学［M］. 9版. 北京：人民卫生出版社，2018.
［3］李继承，曾园山. 组织学与胚胎学［M］. 9版. 北京：人民卫生出版社，2018.
［4］王庭槐. 生理学［M］. 9版. 北京：人民卫生出版社，2018.
［5］MAHAT Y, LEONG JY, CHUNG PH. A contemporary review of adult bladder trauma［J］. J Inj Violence Res，2019，11(2)：101-106.
［6］PHILLIPS B, HOLZMER S, TURCO L, et al. Trauma to the bladder and ureter: a review of diagnosis，management，and prognosis［J］. Eur J Trauma Emerg Surg，2017，43(6)：763-773.
［7］European Association of Urology Guidelines，2019 edition.

病例24 骑跨伤后排尿困难伴血尿半天——尿道损伤？

主诉

外伤后排尿困难伴血尿半天。

病史摘要

　　现病史：41岁男性患者，因"外伤后排尿困难伴血尿半天"就诊。患者当日上午于工地高空作业时不慎踏空,骑跨于脚手架上。受伤后患者可自行活动,曾排尿一次,色鲜红,无血块,伴尿痛,无其他不适,来我院急诊。急诊尝试予以留置导尿管失败。

既往史:无。

个人史:否认疫水及有毒、放射性物质接触史。无吸烟及酗酒等不良嗜好。

婚育史:已婚,育有1子,体健。

家族史:否认家族性遗传病史。

入院查体

心、肺未及异常;下腹部稍隆起,全腹软,无压痛、反跳痛,耻骨上叩诊浊音,听诊未及异常;尿道外口可见鲜血渗出;阴囊无肿大,皮肤有瘀斑,双侧睾丸大小、质地正常,无触痛;会阴区皮肤片状瘀斑,有触痛。

辅助检查

腹部盆腔 CT 提示:腹腔、盆腔内脏器官形态完整,未见明显渗出性改变,膀胱充盈。尿道造影发现尿道球部周围可见造影剂外渗。实验室检查提示血常规 WBC $10.1 \times 10^9/L$,Hb 130 g/L;凝血功能正常,肝、肾功能正常。

初步诊断

尿道损伤。

治疗及转归

患者高空作业不慎坠落,骑跨于工地脚手架。伤后活动无障碍,出现血尿及排尿困难,体检发现生命体征正常,下腹部膨隆、尿道口出血、会阴部皮肤瘀斑。结合病史、体检、辅助检查,考虑尿道损伤的可能性。给予患者行一期尿道吻合,术中发现球部尿道完全断裂,手术后3周拔除导尿管,患者排尿通畅,尿道造影未见尿道狭窄。

讨论与分析

大约10%的创伤患者伴泌尿生殖道损伤,其中大多数(约80%)是钝挫伤,约15%是贯穿伤。常见的损伤机制包括:直接打击、骑跨伤、器械操作等易导致前尿道损伤;机动车事故、高处坠落、挤压伤等易造成骨盆骨折,导致后尿道损伤。其他少见的原因还包括:阴茎折断、性侵犯、刺伤或者枪击等。

1. 尿道损伤的分类包括哪些?

(1) 根据损伤类型可分为:钝挫伤、贯穿伤。

(2) 根据损伤部位可分为:前尿道损伤(包括尿道球部、悬垂部和舟状窝)、后尿道损伤(包括膀胱颈、尿道前列腺部和尿道膜部)。

(3) 根据损伤程度可分为(美国创伤协会 AAST 分级):Ⅰ级——挫伤;Ⅱ级——撕裂伤;Ⅲ级——部分断裂;Ⅳ级——完全断裂,尿道分离<2 cm;Ⅴ级——完全断裂,尿道分离>2 cm。

2. 尿道损伤的辅助检查有哪些?

对于疑似尿道损伤的病例,可以通过逆行尿道造影或尿道镜来检查尿道的完整性。如果在成功插入导尿管后怀疑有尿道损伤,不要轻易拨出导尿管。

正确操作逆行尿道造影是准确诊断尿道损伤的关键,对评估损伤程度和计划手术修复至关重要。造影时,患者应呈 $30°\sim45°$ 斜卧位,上侧腿伸直,下侧腿弯曲,以便尿道完整显影。造影剂通过时,尿道球膜部交界处的外括约肌会反射性收缩,因此逆行尿道造影仅能评估前尿道,无法可靠地评估后尿道。但它能够发现大多数尿道球膜部损伤。

3. 尿道损伤的鉴别诊断有哪些?

尿道损伤的诊断基于主要的临床体征、体检以及损伤机制。但必须要注意,泌尿道损伤很少单独发生,因此体格检查时要避免遗漏隐蔽的损伤。对于复合损伤或生命体征不稳定的患者,不应该单纯为评估或明确尿道损伤,而延误其他潜在威胁生命的损伤处理。

4. 尿道损伤的治疗方法有哪些?

根据尿道损伤的部位(前尿道或后尿道)、损伤的严重程度(部分或完全)、是否合并其他损伤,选择不同的治疗。

(1)支持治疗。根据需要予以静脉输液、输血、抗生素使用,给予镇痛剂以及接种破伤风疫苗等。在排除手术干预前,患者需禁食、禁饮。

(2)前尿道。前尿道挫伤、撕裂伤、部分裂伤,如能置入尿管,保留导尿管 $2\sim3$ 周;若前尿道完全断裂,需耻骨上膀胱造瘘。不建议立即手术修复,可以在 $3\sim6$ 月后再考虑二期修复尿道。但如果有持续性出血,则须行探查和修复术。

(3)后尿道。后尿道损伤后是否立即手术修复尿道,目前仍有不同的意见。但无论选择立即修复还是延迟修复,在骨盆骨折相关性尿道损伤患者中应迅速进行尿液引流。

一种观点是早期仅行耻骨上膀胱造瘘引流,$3\sim6$ 个月后在可控的情况下再进行延期尿道修复,从而降低手术并发症的风险。

另外一种观点倾向于一期内镜下或开放会师术,认为可以使部分患者避免再次行尿道重建手术。但随访数据表明,初次手术后尿道狭窄的复发率较高,仍需要进一步手术(如经会阴尿道吻合术和经尿道狭窄切开术),从而使实际的治疗进程延长。

如果后尿道损伤可能同时伴有膀胱颈损伤、直肠损伤或其他剖腹探查手术指征,则需要立即开放修复。

5. 尿道损伤的并发症有哪些?

尿道损伤的早期并发症包括出血、感染、尿外渗、瘘以及尿囊肿形成;晚期并发症包括尿道狭窄、尿失禁和性功能障碍等。

6. 尿道损伤的随访包括哪些?

尿道损伤的随访可分为两个阶段。

(1)第一阶段为初次耻骨上膀胱造瘘后。患者如同时合并其他系统损伤,需进一步处理。$3\sim6$ 月后重新评估尿道损伤的情况,根据评估的结果选择合适的治疗措施。

(2)第二阶段为尿道修复手术拔除导尿管后。患者需要定期尿道扩张,并根据扩张后的排尿情况逐步延长尿道扩张的间隔期。如患者同时有阴茎勃起困难等性功能障碍,需要男科、心理科、整形科等多学科会诊合作进一步评估处理。

最终诊断

球部尿道断裂。

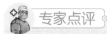 **专家点评**

　　尿道损伤是泌尿系统最常见的外伤,多见于男性。女性因为尿道短、活动度大,与耻骨连接不紧密,尿道损伤少见。尿道外伤也是泌尿外科常见的急症,需要及时诊断、评估与治疗。若早期处理不当,会产生尿道狭窄、尿瘘、性功能障碍和(或)继发心理社会应激等并发症。多学科合作是提高总体成功率的关键。

病例提供者:郇喻

点评专家:齐隽

参考文献

［1］陈孝平,汪建平,赵继宗. 外科学［M］. 9 版. 北京:人民卫生出版社,2018.

［2］孙颖浩,黄健,叶章群. 吴阶平泌尿外科学［M］. 北京:人民卫生出版社,2019.

［3］陈凌武,高新,梅骅. 泌尿外科手术学［M］. 3 版. 北京:人民卫生出版社,2008.

［4］CHAPPLE C,BARBAGLI G,JORDAN G,et al. Consensus statement on urethral trauma［J］. BJU Int,2004,93(9):1195 - 1202.

［5］MOREY AF,BRANDES S,DUGI DD 3RD,et al. Urotrauma:AUA guideline［J］. J Urol,2014,192(2):327 - 335.

［6］BARRATT RC,BERNARD J,MUNDY AR,et al. Pelvic fracture urethral injury in males-mechanisms of injury,management options and outcomes［J］. Transl Androl Urol,2018,7(Suppl 1):S29 - S62.

［7］ZOU Q,ZHOU S,ZHANG K,et al. The immediate management of pelvic fracture urethral injury-endoscopic realignment or cystostomy［J］? J Urol,2017,198(4):869 - 874.

［8］ELSHOUT PJ,VESKIMAE E,MACLENNAN S,et al. Outcomes of early endoscopic realignment versus suprapubic cystostomy and delayed urethroplasty for pelvic fracture-related posterior urethral injuries:a systematic review［J］. Eur Urol Focus,2017,3(6):545 - 553.

病例25　摔倒后右侧腰部剧烈疼痛——右肾挫伤?

主诉

　　外伤后 2 小时伴右侧腰痛。

病史摘要

　　现病史:患者,男性,34 岁。因"外伤后 2 小时伴右侧腰痛"来医院就诊。2 小时前患者因骑电瓶车不慎摔倒后出现右侧腰部剧烈疼痛来院急诊,来院时患者急病痛苦面容,诉右侧腰部疼痛。入院时体温正常,BP 112/70 mmHg,HR 98 次/分,R 25 次/分。腹平软,右侧腰部可见皮下瘀斑,腰腹部未见开放性伤口。给予查血常规提示 WBC $10.7\times10^9/L$,Hb 123 g/L。肝、肾功能正常,凝血功能正常。给予留置导尿,尿色清。给予查腹部 CT 平扫(图 25-1),提示肝、脾、左肾形态完整,右肾周见血肿形成。急诊以"右肾损伤"收入泌尿外科病房。

既往史:否认糖尿病病史,无结核、肝炎等传染病史,无手术史。

个人史:否认食物及药物过敏史;久居原籍,否认疫水及有毒、放射性物质接触史。否认吸烟、饮酒史。

婚育史:不详。

家族史:否认家族性遗传病史。

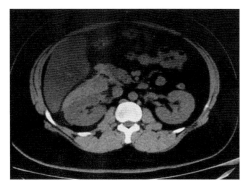

图 25-1 男性 34 岁患者上腹部 CT 片

入院查体

体温正常,BP 112/70 mmHg,HR 98 次/分,R 25 次/分。腹平软,右侧腰部可见皮下瘀斑,腰腹部未见开放性伤口。

辅助检查

血常规提示 WBC $10.7\times10^9/L$,Hb 123 g/L。肝肾功能正常,凝血功能正常。

初步诊断

右肾挫伤。

治疗及转归

入院后给予监测生命体征,止血、镇痛、预防性抗感染等治疗,复查 CT 提示肾周血肿轻度扩大,局限在后腹膜后腔隙。

讨论与分析

患者跌倒外伤,生命体征平稳,CT 提示右肾周血肿形成,故考虑为右肾挫伤。

1. 肾损伤的病理分类有哪些?

(1) 肾挫伤:仅局限于部分肾实质,形成肾瘀斑和(或)包膜下血肿,肾包膜及肾盏肾盂黏膜完整;外伤涉及肾集合系统时可有少量血尿。

(2) 肾部分裂伤:肾近包膜部位裂伤伴有肾包膜破裂,可致肾周血肿;若肾近集合系统部位裂伤伴有肾盏肾盂黏膜破裂时可有明显血尿。

(3) 肾全层裂伤:肾实质深度裂伤,外及肾包膜,内达肾盏肾盂黏膜,常引起广泛的肾周血肿、血尿和尿外渗;肾横断或碎裂时,可导致部分肾组织缺血。

(4) 肾蒂损伤:肾蒂或肾段血管的部分或全部撕裂,可引起大出血、休克。肾动脉突然被牵拉,可导致血管内膜撕裂,形成血栓,致肾动脉闭塞、肾脏缺血,从而造成肾功能损伤。

肾静脉损伤通常比动脉损伤更易引起失血和血流动力学不稳定,因为损伤后静脉不会像动脉那样发生血管痉挛。

肾损伤分级如表25-1所示。

表25-1 AAST肾损伤分级

分级	类型	表 现
I	挫伤	镜下或肉眼血尿,泌尿系统检查正常
	血肿	包膜下血肿,无实质损伤
II	血肿	局限于腹膜后肾区的肾周血肿
	裂伤	肾实质裂伤深度不超过1.0 cm,无尿外渗
III	裂伤	肾实质裂伤深度超过1.0 cm,无集合系统破裂或尿外渗
IV	裂伤	肾损伤贯穿肾皮质、髓质和集合系统
	血管损伤	肾动脉、静脉主要分支损伤伴出血
V	裂伤	肾脏破裂
	血管损伤	肾门血管撕裂、离断伴肾脏无血供

注:对于III级损伤,如双侧肾损伤,应评为IV级

2. 肾损伤的辅助检查有哪些内容?

1) 实验室检查

(1) 血常规:包括白细胞计数、血红蛋白、红细胞计数、红细胞比容等的测定。血红蛋白、血细胞比容的持续降低提示有活动性出血;白细胞计数的升高提示存在合并感染。

(2) 尿常规:表现为镜下或肉眼血尿。伤后不能自行排尿者应行导尿检查。严重休克无尿者,往往要在抗休克、血压恢复正常后方能见到血尿。肾动脉栓塞或输尿管完全离断时可无血尿。

(3) 肾功能:可表现为血肌酐、尿素氮升高;伤后1小时内的肌酐测定结果主要反映受伤前的肾功能情况,而如果尿液持续漏入腹膜腔被吸收后,可出现氮质血症。

2) 影像学检查

(1) 超声:对肾损伤程度的判断、血/尿外渗范围及病情评估有重要帮助,但在肾损伤临床分类评估中的作用尚有争议,常常会低估损伤程度。可用于对伤情做初步评估或连续监测腹膜后血肿及尿外渗情况。急诊床旁扩大创伤重点超声评估法(extended focused assessment with sonography for trauma,E-FAST)是一种快速、有效的腹腔内游离液体检测方法,但是对于肾损伤检测的灵敏度及特异度不高。

(2) CT:CT增强扫描结合延迟期成像是血流动力学稳定的肾损伤患者影像学检查的"金标准",是肾损伤临床分级的重要依据。能迅速准确地了解肾实质损伤情况,尿外渗、肾周血肿范围;动脉和静脉期扫描可显示血管损伤情况;注射造影剂10分钟后延迟扫描可显示集合系统损伤的情况,同时还可了解对侧肾功能、腹腔其他脏器损伤的情况。

(3) 腹部平片及静脉尿路造影(IVU):轻度肾损伤行腹部平片检查多无重要发现,重度

肾损伤可见肾影模糊不清、腰大肌影不清楚、脊柱凸向健侧等,有时可见合并肋骨或腰椎骨折。IVU 主要用于血流动力学不稳定的需急诊手术探查的患者在手术室中进行。

(4) MRI:对于育龄妇女、孕妇、儿童、造影剂过敏的患者以及当 CT 图像不明确时,可选用 MRI 检查,但一般不作为常规检查。

(5) 肾动脉造影:能显示肾血管及分支的损伤情况。因该检查费时且为有创检查,故仅在疑有肾动脉分支损伤导致持续或继发出血,并有条件行选择性肾动脉栓塞时进行该检查。

(6) 同位素核素扫描:对严重碘过敏患者判断肾血流状况有较多帮助,可用于肾损伤的早期诊断及随访检查,但一般不需要进行该项检查。

3. 肾损伤的病情评估流程是什么?

肾损伤明确诊断或高度怀疑肾损伤时,首先需进行病情评估,最重要的即评估患者的血流动力学是否稳定。

(1) 血流动力学不稳定或对复苏短暂性反应。当患者收缩压低于 90 mmHg 并伴有皮肤血管收缩、意识状态改变和(或)呼吸急促;或收缩压>90 mmHg 但需扩容治疗,和(或)使用升压药,和(或)BE≥5 mmol/L,和(或)休克指数>1,和(或)24 小时内输注红细胞 4～6 U,则提示患者血流动力学不稳定,存在休克状态。对复苏短暂性反应患者指在充分液体复苏后有好转,但随后出现持续失血和灌注不足的迹象,这些患者对治疗有初步反应,但没有达到足够的稳定来接受介入治疗或非手术治疗。对于血流动力学不稳定的患者,应立即进行抗休克治疗,必要时可使用复苏性主动脉球囊阻断术(resuscitative endovascular balloon occlusion of the aorta,REBOA)控制出血,为进一步治疗争取时间。若治疗效果不佳,应及时剖腹探查。

(2) 血流动力学稳定。当患者血流动力学稳定时,应行 CT 增强扫描结合延迟期成像对肾脏损伤进行临床分级。无其他剖腹探查指征时,大多数患者可行非手术治疗。若出现造影剂血管外漏,可行介入血管栓塞治疗。当血管栓塞治疗无效,出现无法控制的出血时,才考虑手术治疗。

4. 肾损伤的保守治疗措施有哪些?

(1) 绝对卧床休息 2 周以上,建议留置导尿,以便观察尿液颜色。待病情稳定、肉眼血尿消失后才可允许患者离床活动。

(2) 补充血容量,保持充足尿量,维持水电解质平衡。

(3) 密切观察生命体征变化。

(4) 使用广谱抗生素预防感染。

(5) 使用止血药物,必要时应用镇痛、镇静药物。

(6) 定期检测血、尿常规及行 B 超检查,必要时重复 CT 检查。

(7) 有肿块者,准确测量并记录大小,以便比较。

5. 肾损伤的手术探查指征包括哪些?

肾脏探查的指征包括:

(1) 严重的血流动力学不稳定,危及伤者生命时,或肾蒂撕脱,为绝对手术探查指征。

(2) AAST V 级肾损伤推荐行肾探查术。但越来越多的证据表明若患者血流动力学稳定,也可以考虑非手术治疗。

(3) 当肾脏以外的腹部脏器需手术而行剖腹探查的患者,有下列情况时应行肾脏探查:

①肾周血肿进行性增大或肾周血肿具有波动性时;②术前或术中造影发现肾不显影,或伴有其他异常时。对于血肿无明显变化患者应行非手术治疗,切忌盲目探查。

(4)非手术治疗期间出现以下情况需行肾探查:①积极抗休克后生命体征仍未改善;②血尿逐渐加重,血红蛋白和血细胞比容继续降低;③腰腹部肿块明显增大。

(5)开放性肾损伤通常损伤程度更高,多需行肾探查术,并探查腹部其他脏器有无损伤。

(6)肾脏有其他异常,如肾显影不良或怀疑有肾肿瘤时,则肾外伤即使较轻也推荐行肾探查术。

最终诊断

右肾挫伤。

专家点评

肾损伤(kidney injury)指肾脏受到外来暴力的打击而导致肾脏实质或其血管受到不同程度的破坏。肾损伤的发生率约占所有外伤的 $1\%\sim5\%$,占腹部损伤的 10%,且常是严重多发性外伤的一部分;在泌尿系损伤中,肾损伤的发生率仅次于尿道损伤,居第二位。肾损伤以男性多见,72%左右的肾损伤见于16~44岁的男性。根据外伤史、临床表现及影像学检查,诊断肾损伤通常并不困难。肾损伤的处理应力求多学科结合,根据患者血流动力学情况、损伤的程度以确定最佳治疗策略,在可行的情况下非手术治疗应始终为首选治疗。

病例提供者:钱苏波
点评专家:齐隽

参考文献

[1] KUAN JK, WRIGHT JL, NATHENS AB, et al. American Association for the Surgery of Trauma Organ Injury Scale for kidney injuries predicts nephrectomy, dialysis, and death in patients with blunt injury and nephrectomy for penetrating injuries[J]. J Trauma, 2006, 60(2): 351 – 356.

[2] SHARIAT SF, ROEHRBORN CG, KARAKIEWICZ PI, et al. Evidence-based validation of the predictive value of the American Association for the Surgery of Trauma kidney injury scale[J]. J Trauma, 2007, 62(4): 933 – 939.

[3] TINKOFF G, ESPOSITO TJ, REED J, et al. American Association for the Surgery of Trauma Organ Injury Scale I: spleen, liver, and kidney, validation based on the National Trauma Data Bank[J]. J Am Coll Surg, 2008, 207(5): 646 – 655.

[4] BALLON-LANDA E, RAHEEM OA, FULLER TW, et al. Renal Trauma Classification and Management: Validating the Revised Renal Injury Grading Scale[J]. J Urol, 2019, 202(5):994 – 1000.

[5] MASTER VA, MCANINCH JW. Operative management of renal injuries: parenchymal and

vascular[J]. Urol Clin North Am，2006，33(1):21 – 31，v – vi.

[6]　MCGAHAN JP，HORTON S，GERSCOVICH EO，et al. Appearance of solid organ injury with contrast-enhanced sonography in blunt abdominal trauma: preliminary experience[J]. AJR Am J Roentgenol，2006，187(3):658 – 666.

[7]　COCCOLINI F，MOORE EE，KLUGER Y，et al. Kidney and uro-trauma: WSES-AAST guidelines[J]. World J Emerg Surg，2019，14:54.

[8]　MOREY AF，BRANDES S，DUGI DD，et al. Urotrauma: AUA guideline[J]. J Urol，2014，192(2):327 – 335.

[9]　SANTUCCI RA，WESSELLS H，BARTSCH G，et al. Evaluation and management of renal injuries: consensus statement of the renal trauma subcommittee[J]. BJU Int，2004，93(7): 937 – 954.

第七章

泌尿系统肿瘤

病例26 反复无痛性全程肉眼血尿 3 个月,加重伴血块 2 天——膀胱癌?

主诉

反复无痛性全程肉眼血尿 3 个月,加重伴血块 2 天。

病史摘要

现病史:患者,男,72 岁,3 个月前无明显诱因出现全程肉眼血尿,无血块,无伴尿频、尿急、尿痛,排尿困难,无伴腰腹部疼痛,近期无发热、咳嗽,无心悸,无下肢水肿。症状阵发性发作,近 2 天发作次数较频繁,伴不规则血块。泌尿系超声提示:膀胱后壁 3 cm×2 cm 菜花样占位病变,其内可见血流信号。

既往史:否认高血压、冠心病、糖尿病、肾脏病史,否认外伤及手术史,否认输血史,否认食物及药物过敏史。

个人史:原籍出生、长大并工作,曾为印刷厂工人(已退休),吸烟 50 余年,每天约 20 支,偶有饮酒。否认疫区、疫水接触史,否认有毒或放射性物质接触史。

婚育史:已婚,育有 1 子 1 女,配偶及子女均体健。

家族史:否认家族成员恶性肿瘤或类似疾病史。

入院查体

下腹部无膨隆,耻骨上区无压痛,双肾区叩击痛(一),输尿管走行区无压痛。

辅助检查

泌尿系 CT 示膀胱后壁有一直径约 3 cm 带蒂肿物,膀胱壁连续光滑,无明确受侵征象。双侧肾脏及输尿管未见异常。膀胱镜检可见膀胱后壁可见一直径约 3 cm 的带蒂菜花样肿物,余膀胱壁未见明显异常,输尿管喷尿正常,未见喷血尿。肿物活检病理提示:低级别乳头状尿路上皮癌。血常规、凝血功能未见明确异常。

初步诊断

膀胱癌。

治疗及转归

患者入院后明确无手术禁忌证后接受了 TURBT 治疗,术后病理提示:低级别乳头状尿路上皮癌,灶性浸润固有层,基底部平滑肌未见癌。术后 5 天拔除尿管后顺利出院。

讨论与分析

膀胱肿瘤在大多数国家中主要为膀胱尿路上皮癌。其中男性患膀胱癌更为常见,男性发病人数是女性的 3 倍。发病率在 80 岁以前随年龄增加,中位诊断年龄为 70 岁。膀胱癌的危险因素包括遗传因素和环境因素。吸烟是最常见的膀胱癌危险因素(患病风险比不抽烟者高 4 倍),约 50%的膀胱癌与吸烟相关。另一重要的危险因素为长期接触工业化学产品的职业因素,约 20%的膀胱癌与职业因素有关,包括从事纺织、染料制造、橡胶化学、药物制剂、杀虫剂、油漆、皮革、铝和钢生产的行业。绝大多数膀胱肿瘤患者的首发症状是无痛性血尿。临床特点多为全程血尿,部分患者位于三角区或其附近,可出现终末血尿。血尿可间歇性出现,常能自行停止或减轻,容易造成"治愈"或"好转"的错觉,导致延误诊断和治疗。血尿较严重者可因血块阻塞尿道而引起尿潴留。肿瘤侵犯膀胱逼尿肌层或合并感染、结石等时,患者也可出现尿频、尿急、尿痛等膀胱刺激症状。膀胱癌根据是否侵犯膀胱逼尿肌层,分为非肌层浸润性膀胱癌(non-muscle-invasive bladder cancer,NMIBC)和肌层浸润性膀胱癌(muscle-invasive bladder cancer,MIBC)。其中非肌层浸润性膀胱癌的主要目的是预防肿瘤复发和进展为肌层浸润,而肌层浸润性膀胱癌的主要治疗方法是避免肿瘤复发和转移。

NMIBC 首次手术治疗多采取保留膀胱的手术,主要是经尿道膀胱肿瘤切除术(transurethral resection of bladder tumour,TURBT),术后应给予膀胱灌注治疗,降低肿瘤复发和进展的风险。膀胱灌注治疗无效的 NMIBC[如肿瘤进展、肿瘤反复复发、合并 CIS 和 T1G3(高级别)肿瘤经 TURBT 无法完整切除等],建议行根治性膀胱切除术。

最终诊断

膀胱低级别乳头状尿路上皮癌。

 专家点评

NMIBC 术后辅助治疗主要是膀胱腔内灌注治疗,目的是减低肿瘤复发和进展风险。

TURBT 术后即刻膀胱灌注化疗能显著降低非肌层浸润性膀胱癌的复发率,其原理是利用化疗药物杀灭术中播散的肿瘤细胞和创面残留的肿瘤细胞,应在术后 24 小时内尽早完成。中危和高危 NMIBC 在术后即刻膀胱灌注化疗后,均应当接受后续灌注治疗,以降低肿瘤复发率。中危 NMIBC 推荐术后维持膀胱灌注化疗,也可选择卡介苗(Bacille Calmette-Guérin vaccine,BCG)灌注免疫治疗;高危 NMIBC 建议术后 BCG 灌注免疫治疗,也可选择术后维持膀胱灌注化疗。

所有 NMIBC 在术后 3 个月时应进行术后第一次膀胱镜复查,但如果存在手术切除不完全、肿瘤恶性程度高等危险因素时可适当提前(术后 4~6 周时再次行诊断性 TUR),

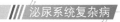

以后的随访根据膀胱癌复发和进展的危险程度决定。

高危患者推荐前 2 年每 3 个月行 1 次膀胱镜检查,第 3 年开始每 6 个月 1 次,第 5 年开始每年 1 次直到终身。

低危患者如第一次膀胱镜检查阴性,建议术后 1 年时行第二次膀胱镜检查,之后每年 1 次直到术后第 5 年。

中危患者随访方案介于两者之间,依据患者个体预后因素和一般情况决定。

随访过程中,一旦出现复发,治疗后的随访方案按上述方案重新开始。

病例提供者:刘皓
点评专家:林天歆

病例27 左侧隐睾下降固定术后 29 年,发现左侧睾丸肿物 1 周余 ——睾丸肿瘤?

主诉

发现左侧睾丸肿物 1 周余。

病史摘要

现病史:患者,男,32 岁,1 周前发现左侧睾丸肿物,质硬,伴肿胀感,不伴触痛、红肿、破溃等不适。于当地医院行阴囊超声示:左侧睾丸上极中等回声肿物(1.5 cm),癌可能性大。行双侧腹股沟 B 超未见异常肿大淋巴结。

既往史:29 年前曾行左侧隐睾下降固定术。

个人史:否认吸烟、饮酒史。

婚育史:已婚,育有 1 子,体健。

家族史:否认家族性遗传病史。

入院查体

阴囊皮肤无红肿、破溃;左侧睾丸增大,中上部可及肿物,质硬,睾丸活动可,无触痛;左侧附睾未及异常;右侧睾丸及附睾无异常。

辅助检查

AFP、HCG 及 LDH 均正常;腹部盆腔增强 CT 未见淋巴结及脏器转移征象,胸片未见异常。

初步诊断

左侧睾丸肿瘤。

治疗及转归

患者入院后完善相关术前检查,行经腹股沟根治性睾丸切除术,术后病理证实为睾丸精原细胞瘤。术后定期随访2年,未见复发。

讨论与分析

该患者为32岁男性,是睾丸癌的高发年龄,睾丸癌高发于20~45岁男性。非精原细胞瘤的发病高峰为21~30岁,纯精原细胞瘤的发病高峰为31~40岁。该患者29年前曾因左侧隐睾行隐睾下降固定术,是睾丸癌的危险因素。

睾丸癌的危险因素包括:睾丸发育不全综合征,即隐睾、尿道下裂和以不育为特征的精子生成减少等,一级亲属中睾丸肿瘤的家族史,对侧睾丸肿瘤或原位生殖细胞瘤。最近一项研究确认了身高与睾丸精原细胞瘤之间的关联,身高每增加5 cm的OR值为1.13。睾丸癌患者通常表现为无痛单侧睾丸阴囊肿物(偶然超声发现),或是表现为阴囊创伤。20%的患者首发症状表现为阴囊痛,多达27%的睾丸癌患者会存在阴囊痛。有些患者由于肿瘤内出血出现疼痛急性加重及睾丸肿大,易被误诊为急性炎症。7%的患者会出现男性乳房发育,该症状在非精原细胞瘤中更为常见。约11%的患者会因转移而出现背部和腰部的疼痛。远处转移患者可能触及锁骨上淋巴结、腹部包块。所有阴囊内包块患者都应进行检查明确诊断,任何可疑情况都必须进行超声检查。

最终诊断

左侧睾丸精原细胞瘤。

专家点评

该患者术后病理证实为精原细胞瘤,分期为$T_1N_0M_0S_0$、ⅠA期,病理未提示血管/淋巴受侵,肿瘤长径为1.5 cm,故考虑该患者为早期精原细胞肿瘤。首先应充分向患者介绍睾丸切除术后可选的治疗方式,包括监测和辅助化疗、各项治疗的复发率以及急性和长期不良反应。如果患者依从性好、能够规律复查,可以不做其他辅助治疗,进行定期监测。如果患者拒绝监测,可考虑进行1~2个周期的术后辅助化疗。ⅠA期的精原细胞瘤患者不需要进行腹膜后淋巴结清扫及术后的辅助放疗。ⅠA期的精原细胞瘤可根据是否存在高危因素而选择是否需要进行辅助化疗,肿瘤长径>4 cm和睾丸间质网受侵是高危因素,对于没有任何高危因素的极低危患者可不进行辅助化疗,有一项或两项高危因素的患者可考虑行辅助化疗。因此该患者为ⅠA期极低危精原细胞瘤,术后可定期监测,不需放化疗及腹膜后淋巴结清扫术。

病例提供者:于路平
点评专家:徐涛

参考文献

[1] NICOLAI N, BIASONI D, CATANZARO MA, et al. Testicular germ-cell tumours and penile squamous cell carcinoma: Appropriate management makes the difference[J]. Eur J Surg Oncol, 2019, 45(1): 60 - 66.

[2] 史沛清. 阴茎肿瘤[M]//吴阶平. 吴阶平泌尿外科学. 济南: 山东科学技术出版社, 2004: 1011 - 1024.

[3] BRIERLEY JD, GOSPODAROWICZ MK, WITTEKIND C. TNM Classification of Malignant Tumours[M]. 8th ed. Toronto: Wiley Blackwell, 2016.

[4] GERMA-LLUCH JR, DEL MURO XG, MAROTO P, et al. Clinical pattern and therapeutic results achieved in 1490 patients with germ-cell tumours of the testis: the experience of the Spanish Germ-Cell Cancer Group (GG)[J]. Eur Urol, 2002, 42(6): 553 - 562; discussion 562 - 563.

[5] CHUNG P, DAUGAARD G, TYLDESLEY S, et al. Evaluation of a prognostic model for risk of relapse in stage I seminoma surveillance[J]. Cancer Med, 2015, 4(1): 155 - 160.

[6] JEMAL A, SIEGEL R, WARD E, et al. Cancer statistics, 2009[J]. CA Cancer J Clin, 2009, 59(4): 225 - 249.

病例28 间歇性肉眼血尿1周,伴左侧阴囊坠胀感——左肾占位性病变?

主诉

间歇性肉眼血尿1周,加重1天。

病史摘要

现病史:患者,男,70岁,1周前无明显诱因下间歇性出现血尿,色淡红,无明显血块,不伴有尿频、尿急、尿痛,无腰酸、腰痛,自行服用清热解毒中成药和大量饮水后可缓解,1天前再次出现血尿,颜色较前加深,并伴有左侧阴囊坠胀感,遂来我院就诊。

既往史:患者有高血压史,最高180/100 mmHg,平时服用缬沙坦控制血压,控制在130/80 mmHg左右;否认糖尿病和心脑血管疾病病史。

个人史:有长期吸烟史(20支/天)。

婚育史:已婚已育,配偶和子女体健。

家族史:否认家族遗传病史。

入院查体

查体:HR 67次/分,BP 133/74 mmHg。神清,轻度贫血貌;腹软,无压痛、反跳痛,未及肿块;双下肢轻度凹陷性水肿。肛门及生殖器:前列腺Ⅰ度肿大,质偏软、无压痛,中央沟存在,指套未染血;左侧阴囊表面可见蚓状团块。

辅助检查

血常规：WBC 8.6×10^9/L，Hb 101 g/L，PLT 172×10^9/L。

肾功能：Cre 76 μmol/L，BUN 3.66 μmol/L，UA 309 μmol/L。

肝功能：ALT 40 U/L，AST 38 U/L，TP 74.6 g/L，Alb 43.7 g/L，AKP 155 μmol/L，GGT 35 U/L；ESR 38 mm/h。

电解质：Na^+ 141 mmol/L，K^+ 3.7 mmol/L，Cl^- 101 mmol/L。

尿常规：pH 6.5,比重1.015,蛋白质(－),红细胞(＋＋),白细胞(－),葡萄糖(－),酮体(－),胆红素(－),尿胆原(－)。

尿沉渣相差显微镜检查结果见图28－1。尿三杯试验:全程血尿。

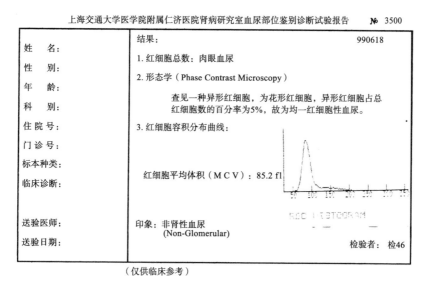

图 28-1　尿沉渣相差显微镜检查结果

彩色多普勒血流显像(color Doppler flow imaging, CDFI)。下腔静脉:吸气时 DR 15.1 mm,呼气时 DR 19.0 mm;频谱波形呈双峰负向层流波形,收缩期＞舒张期;最大平均血流速度0.58 m/s。精索静脉:左侧腹股沟沿精索走行探及迂曲管状结构,呈蜂窝状及蚯蚓状改变,内可见弱回声流动,平静呼吸时 DR 4.2 mm, Valsava 试验后 DR 5.6 mm;CDFI 示平静呼吸时见少量反流信号,Valsava 试验可见反流信号明显增强,TR 6 s。右侧精索区未见扭曲扩张管状液性暗区。

CT 泌尿系造影(CTU):左肾实质可见不规则软组织肿块影,范围约 7 cm,病变明显不均匀强化。左肾静脉内可见软组织影充填。

上、下腹增强 MRI:左肾实质可见不规则软组织肿块影,直径约 7 cm,注入造影剂病变明显不均匀强化(图 28－2)。左肾静脉增粗,内可见软组织影充填。下腔静脉内未见明显病变。

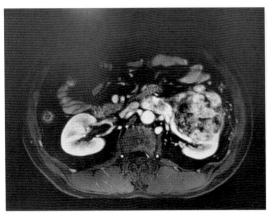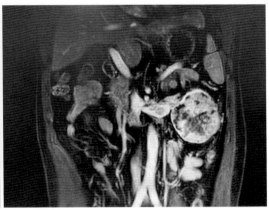

图 28-2 腹部 MRI 平扫＋增强

膀胱镜检查:膀胱黏膜连续完整,未见占位病变,左侧输尿管开口可见喷血,右侧喷尿清晰。

初步诊断

左肾占位性病变,高血压 2 级。

治疗及转归

患者随即被收进病房,完善了术前检查,择期接受了腹腔镜下肾癌根治手术,完整切除左肾、左肾静脉内癌栓及肾周脂肪,手术顺利。术后加强营养支持治疗,恢复良好,拔除导尿管后出院。术后病理:左肾癌根治标本,"左肾"透明细胞癌Ⅲ级(6 cm×6 cm×5.5 cm)伴大片坏死,累及肾包膜未突破,肾静脉内见癌栓。肾盂、输尿管切缘、肾周脂肪阴性。"左肾门"淋巴结(0/4)阴性。分期:$pT_{3a}N_0M_0$。免疫组化结果 CK7(一),CK8(＋), Vimentin(＋), CD10(＋),CD117(一), CAIX(＋), AmACR(＋),Ki-67(10%＋)。出院后患者未在泌尿科规律随访。24 个月后患者无明显诱因出现活动后胸闷,查胸部 CT(图 28-3)示两肺多发结节影,纵隔及双侧肺门多发肿大淋巴结,考虑转移。行肺穿刺活检,病理结果:癌浸润或转移,组织学倾向透明

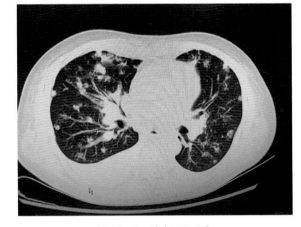

图 28-3 胸部 CT 平扫

细胞癌,免疫表型支持肾脏来源可能。

患者随后进行了酪氨酸激酶抑制剂(tyrosine kinase inhibitors, TKIs)的治疗(舒尼替尼 50 mg/d 口服)给药 4 周后停用 2 周,但 6 周后,治疗效果并不明显,建议患者入组一项免疫检查点抑制剂治疗转移性肾细胞癌的临床试验。

讨论与分析

该患者因无痛性血尿就诊,血尿包括肉眼血尿和镜下血尿。血尿是指尿液离心沉淀后尿红细胞>3 个/HP,尿沉渣计数 12 小时尿红细胞>50 万个,或 1 小时红细胞>10 万个。假性血尿:血污染,血红蛋白尿,肌红蛋白尿,卟啉病,食物、药物颜色等。对于血尿的患者仔细询问病史和伴随症状是重点,血尿伴有疼痛,往往与结石、结核、肾盂肾炎相关;血尿伴有腹部肿块则提示肿瘤、多囊肾;血尿伴有发热,可能与急性肾盂肾炎、结核、流行性出血热相关,而血尿伴有咯血,提示血管炎等结缔组织病可能;血尿患者的鉴别诊断可按图 28-4进行。

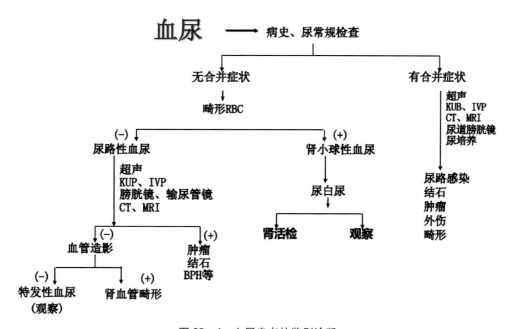

图 28-4 血尿患者的鉴别诊断

对该患者的进一步影像学和超声检查,明确了肾占位性病变,考虑左肾恶性肿瘤可能性大。本例患者同时合并左侧精索静脉曲张。精索静脉曲张分原发性和继发性。

原发性精索静脉曲张的主要原因为精索静脉瓣膜发育不良、无瓣膜及静脉壁的平滑肌或弹力纤维薄弱引起静脉血逆流引起,主要发生在左侧,有明显的解剖原因:①左侧精索静脉瓣膜缺失高达 40%,右侧仅为 3%;②左精索静脉呈直角汇流至左肾静脉,回流阻力加大,易逆流;③左精索静脉回流路径较右侧长 8~10 cm,静脉压力较大;④左肾静脉位于肠系膜动脉和腹主动脉之间,形成"胡桃夹"现象,致左精索静脉内压增高;⑤左精索静脉在腹膜后受乙状结肠压迫;⑥左髂总静脉从右髂总静脉后面汇入下腔静脉,受其压迫左精索静脉部分回流受阻。

继发性精索静脉曲张主要为肾区大恶性肿瘤或其他腹腔、腹膜后肿瘤、肾积水、异位血管压迫精索静脉,回流受阻,尤其是右肾静脉、下腔静脉癌栓者导致单侧或双侧精索静脉曲张,而且腹压降低后曲张情况无改善。

结合病史,考虑该患者为由于左肾恶性肿瘤引起的左侧精索静脉曲张。

肾癌合并肾静脉癌栓是一个重要的不良预后因素,积极的手术切除有利于提高患者预后。研究显示,较高水平的癌栓与淋巴结、肾周脂肪或远处转移的扩散增加无关。对于肾癌伴腔静脉瘤栓,根治性肾切除及腔静脉瘤栓取出术适合于肿瘤局限于肾脏内、无淋巴结或远处转移的患者,术后 5 年生存率为 32%～64%。

◆ 最终诊断 ▶▶▶

左肾恶性肿瘤,转移性肺癌,高血压 2 级。

 ◆ 专家点评 ◆

每个病例应根据肿瘤血栓的程度选择手术方法和入路。根据 Mayo 分级,肾静脉癌栓分为 5 级:

(1) 0 级:癌栓局限于肾静脉内。

(2) Ⅰ级(肾旁型):癌栓侵入 IVC,顶端距肾静脉≤2 cm。

(3) Ⅱ级(肝下型):癌栓侵入 IVC,顶端距肾静脉>2 cm,未超过肝门水平。

(4) Ⅲ级(肝内型):癌栓达肝内 IVC 水平,但未超过横膈水平。

(5) Ⅳ级(膈上型):癌栓超过横膈水平,可达右心房内。

因此,对于肾癌合并肾静脉癌栓的患者,术前应充分评估患者癌栓分级,根据分级选择手术方案。受癌栓顶端位置(即分级)以及是否出现血管壁侵犯影响,0 级癌栓手术方式同根治性肾切除术,完整切除患肾及含癌栓的肾静脉;Ⅰ级癌栓需阻断 IVC 后取栓;Ⅱ级癌栓术中需控制癌栓远心端、近心端腔静脉及对侧肾静脉;Ⅲ级癌栓术中应游离肝脏和阻断门脉,需要联合肝外科共同手术;Ⅳ级癌栓应作胸腹联合切口和建立心肺旁路体外循环,需要联合心胸外科共同手术,难度及风险极高。

随着免疫治疗的发展,转移性肾透明细胞癌的治疗从靶向治疗时代进入免疫联合靶向治疗的时代。尽管免疫治疗的单药治疗作为晚期肾癌的二线或者三线治疗方案,但是大量随机对照研究显示,晚期肾癌患者接受免疫治疗联合靶向治疗,总生存期(overall survival, OS)和无进展生存期(progression free survival, PFS)优于单药治疗。因此,在 2021 版 EAU 指南和 2022 版 NCCN 指南中,对于低风险患者,均已经将 TKIs 联合免疫治疗作为一线治疗选择,优选治疗方案:阿昔替尼＋帕博利珠单抗(1 类推荐),其他优选方案包括卡博替尼＋纳武利尤单抗(1 类推荐)、仑伐替尼＋帕博利珠单抗(1 类推荐)。

病例提供者:蒋光亮

点评专家:徐丹枫

📖 参考文献

[1] 赵玉沛,陈孝平. 外科学[M]. 3 版. 北京:人民卫生出版社,2015.

[2] 那彦群,叶章群,孙颖浩,等. 2014 中国泌尿外科疾病诊断治疗指南[M]. 北京:人民卫生出版社,2014.

[3] 冯京生,任红. 泌尿系统[M]. 上海:上海交通大学出版社,2011.

[4] MOINZADEH A, LIBERTINO JA. Prognostic significance of tumor thrombus level in patients with renal cell carcinoma and venous tumor thrombus extension. Is all T3b the same[J]? J Urol, 2004,171(2 Pt 1):598-601.

[5] RINI BI, PLIMACK ER, STUS V, et al. Pembrolizumab plus axitinib versus sunitinib for advanced renal-cell carcinoma[J]. N Engl J Med,2019,380(12):1116-1127.

[6] POWLES T, PLIMACK ER, SOULIÈRES D, et al. Pembrolizumab plus axitinib versus sunitinib monotherapy as first-line treatment of advanced renal cell carcinoma (KEYNOTE-426): extended follow-up from a randomised, open-label, phase 3 trial[J]. Lancet Oncol,2020,21 (12):1563-1573.

[7] MOTZER R, ALEKSEEV B, RHA SY, et al. Lenvatinib plus pembrolizumab or everolimus for advanced renal cell carcinoma[J]. N Engl J Med,2021,384(14):1289-1300.

病例29 外阴菜花样肿物,表面破溃糜烂,局部触痛——阴茎癌?

主诉

发现阴茎肿物2个月,确诊阴茎癌半个月余。

病史摘要

现病史:患者,男,52岁,2个月前洗澡时发现阴茎肿物,位于阴茎龟头处,长约1.5 cm,质硬,表面破溃。半个月前就诊于当地医院行阴茎肿物活检,病理提示"阴茎高分化鳞状细胞癌",为进一步诊治收入泌尿外科。

既往史:否认糖尿病史;否认病毒性肝炎、结核或其他传染病史;否认心肌梗死、脑梗死病史;否认药物、食物过敏史。

个人史:否认放射性物质及致癌性化学物质接触史。

家族史:否认遗传性家族疾病史。

入院查体

阴茎龟头处可见一菜花样肿物,长约1.5 cm,质硬,表面破溃糜烂,局部触痛。双侧腹股沟区未视及和触及明确肿大淋巴结。

辅助检查

当地医院活检病理提示:阴茎高分化鳞状细胞癌。

初步诊断

阴茎癌。

治疗及转归

患者入院后进一步完善彩色多普勒超声及 CT 检查,以明确肿瘤是否侵犯海绵体以及是否存在双侧腹股沟淋巴结转移可能。发现肿瘤局限于龟头处,未侵犯海绵体,因肿瘤较大无法保留龟头且彻底切除肿瘤后阴茎残留长度可使患者保持站立排尿,故选择行阴茎部分切除术。术后病理:阴茎高分化鳞状细胞癌。该患者原发肿瘤未侵犯海绵体为 T_1,病理分级为高分化(G_1),原发病变低危,双侧腹股沟无可触及和视及肿大淋巴结,超声及 CT 未见腹股沟淋巴结转移,未见远处转移,故不需行腹股沟淋巴结清扫,也不需行术后辅助化疗。

讨论与分析

1. 该患者是否有阴茎癌的危险因素,阴茎癌常见的危险因素有哪些? 怎样可以预防阴茎癌?

该患者为中老年男性,52 岁,是阴茎癌的高发年龄。阴茎癌多发生于 50~80 岁男性,于 60 岁发病率出现明显升高,80 岁达到高峰。该患者来自社会经济相对不发达的农村地区,有吸烟史,均是阴茎癌发病的危险因素。

阴茎癌的危险因素包括:包茎,慢性阴茎炎症,硬化性苔藓,紫外线的光疗,吸烟,人类乳头瘤病毒(HPV)感染和尖锐湿疣,农村地区、社会经济地位低下和未婚状态,多个性伴侣和初次性交年龄较早等。有研究显示,新生儿时期行包皮环切术可以预防阴茎癌,但是否可以作为常规预防措施进行推荐仍然有争议。保持良好的卫生、积极治疗包茎和阴茎龟头炎是很重要的预防措施。避免 HPV 感染、紫外线光暴露以及吸烟也是有效的预防措施。

2. 该患者阴茎局部病变为龟头菜花样肿物,阴茎癌的原发病变还有哪些表现?

阴茎的病变都应警惕阴茎癌可能,阴茎癌除表现为外生的菜花样肿物,还可表现为:微小的硬结或赘生物,小的丘疹、脓疱,表浅的糜烂或者深凹的溃疡。因此,当发现阴茎存在较长时间不愈合的病变均应考虑阴茎癌的可能,需对病变进行活检以明确诊断。包茎的患者由于龟头及包皮内板无法暴露,通常会掩盖病变而延误诊断,因此包茎患者应积极手术治疗。

3. 该患者还应该进行哪些检查,如何评估阴茎癌的分期? 阴茎癌如何进行 TNM 分期?

阴茎癌进行治疗前应进行全面的检查明确肿瘤的分期和分级,从而选择恰当的治疗。故该患者应进一步检查明确阴茎局部病变浸润的深度、腹股沟及盆腔淋巴结转移的情况,必要时还需明确有无远处转移情况。

(1)阴茎局部病变浸润深度可通过彩色多普勒超声明确,以明确是否侵犯海绵体。也可通过人为勃起阴茎的 MRI 明确是否侵犯海绵体,但该检查会令患者感到不适。有报道显示,多普勒超声在检测海绵体受侵方面的分期准确性要高于 MRI。

(2)腹股沟淋巴结查体如无临床可触及的淋巴结,存在微转移疾病的可能性是 25%。腹股沟超声、CT、MRI 或 PET/CT 均可用于检测腹股沟异常增大的淋巴结,传统的 CT 或 MRI 不能发现微转移淋巴结,^{18F}DG - PET/CT 不能发现<10 mm 的淋巴结。可触及的腹股沟淋巴结应记录每侧可触及淋巴结数目、是否游离或固定,^{18F}DG - PET/CT 确定腹股沟可触及淋巴结是否为转移性淋巴结方面的敏感性和特异性很高。盆腔 CT 可用于评估盆腔淋巴结。

（3）对于有腹股沟淋巴结转移的患者，应进一步检查评估是否存在全身转移，如腹部和盆腔 CT＋胸部 X 线片，胸部 CT 敏感性优于 X 线片，PET/CT 也是一种选择。

2016 年 UICC 的阴茎癌 TNM 分期如表 29－1 所示。

表 29－1　UICC 的阴茎癌 TNM 分期(2016)

临床分期	
T－原发肿瘤	
T_X	原发肿瘤不能评估
T_0	无原发肿瘤证据
T_{is}	原位癌
T_a	非浸润性疣状癌
T_1	肿瘤侵犯皮下结缔组织
T_{1a}	肿瘤侵犯皮下结缔组织但无淋巴血管受侵，且非低分化
T_{1b}	肿瘤侵犯皮下结缔组织并侵犯淋巴血管，或为低分化
T_2	肿瘤侵犯尿道海绵体，伴或不伴尿道受侵
T_3	肿瘤侵犯阴茎海绵体，伴或不伴尿道受侵
T_4	肿瘤侵犯邻近其他结构
N－区域淋巴结	
N_X	区域淋巴结不能评估
N_0	无可触及或可见的增大的腹股沟淋巴结
N_1	可触及活动的单侧腹股沟淋巴结
N_2	可触及活动的多个或双侧腹股沟淋巴结
N_3	固定的腹股沟淋巴结肿块或单侧或双侧盆腔淋巴结增大
M－远处转移	
M_0	无远处转移
M_1	有远处转移
病理分期	
pT	对应临床 T 分期
pN－区域淋巴结	
pN_X	区域淋巴结不能评估
pN_0	无区域淋巴结转移
pN_1	一个或两个腹股沟淋巴结转移
pN_2	两个以上单侧腹股沟淋巴结或双侧腹股沟淋巴结转移
pN_3	盆腔淋巴结、单侧或双侧淋巴结外转移，或区域淋巴结扩大转移

(续表)

pM-远处转移	
pM_1	显微镜下确认的远处转移
G-病理分级	
G_X	无法评估
G_1	高分化
G_2	中分化
G_3	低分化
G_4	未分化

4. 如果考虑该患者为 $T_1N_0M_0$，阴茎癌原发肿瘤手术治疗应该怎样选择？

阴茎癌局部肿瘤治疗的目的是在不影响肿瘤控制的前提下，彻底切除肿瘤并尽可能多地保留器官。局部复发对长期生存影响不大，所以保留器官的策略是合理的。但是目前在阴茎癌局部治疗方面尚没有随机对照研究或观察比较研究。非手术治疗前必须获得组织学诊断及局部分期，手术治疗必须达到切缘阴性。原发肿瘤局部治疗根据肿瘤位置、大小、分期、病理和患者意愿可选择保留阴茎的局部切除、阴茎部分切除或阴茎全部切除。该患者肿瘤位于龟头且超声评估 T_1 分期，故可不切除全部阴茎，但因肿瘤较大无法保留龟头且彻底切除肿瘤后阴茎残留长度可使患者保持站立排尿，故可选择行阴茎部分切除术。目前对于保留阴茎手术阴性切缘距肿瘤距离无明确规定，总体来说 3～5 mm 是安全的，也可以根据肿瘤分级进行区别，如 G_1 距离 3 mm、G_2 距离 5 mm、G_3 距离 8 mm，但这一方法的局限性在于准确的阴茎癌分级较困难。

5. 该患者病理提示高分化鳞状细胞癌，完善检查后考虑分期为 $T_1N_0M_0$，原发灶治疗后是否需要进一步治疗？哪些患者需要进一步行双侧腹股沟淋巴结清扫术，哪些患者需要行盆腔淋巴结清扫术，哪些患者需要根治手术后进行辅助化疗？

对于腹股沟无可触及和可见淋巴结的 cN_0 患者，如局部肿瘤低危（G_1 pT_1）可不行腹股沟淋巴结清扫，如局部肿瘤高危（＞T_1G_2）可行双侧改良的腹股沟淋巴结清扫或前哨淋巴结活检评估淋巴结分期。对于可触及腹股沟淋巴结的 cN_1/cN_2 患者，需行根治性腹股沟淋巴结清扫术。对于固定腹股沟淋巴结肿块的 cN_3 的患者，可考虑行新辅助化疗后对反应者行根治性腹股沟淋巴结清扫术。对于单侧 2 个或以上腹股沟淋巴结转移的 pN_2 或淋巴结外转移的 pN_3 患者，应行该侧的盆腔淋巴结清扫。pN_2 和 pN_3 的患者接受根治性淋巴结清扫术后应行全身化疗，对于不可切除或复发淋巴结转移的患者，可考虑行新辅助化疗后再行根治性手术，对远处转移患者可考虑行姑息性化疗。

最终诊断

阴茎高分化鳞状细胞癌（$T_1N_0M_0$）。

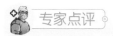 专家点评

　　阴茎癌是一种比较少见的恶性肿瘤,其发病率因国家、地区、民族、宗教信仰等不同而有较大差异。在欧洲和美国等发达国家,阴茎癌的总体发病率约为男性人口的 1/10 万,占男性所有恶性肿瘤的 0.4%~0.6%;但是在亚洲、非洲、南美洲的部分经济欠发达地区,阴茎癌的总体发病率则高达男性人口的 19/10 万,约占男性恶性肿瘤的 10% 以上。然而报道显示,阴茎癌的发病率在许多国家正在下降,原因尚不清楚,但是可能与注意个人卫生有关。

　　阴茎癌的发病率随着年龄增长而升高,好发于 50~80 岁的男性,60 岁时发病率陡然升高,在 80 岁左右达到顶峰。阴茎癌较少发生于 40 岁以下男性,但是年轻男性也可发病,甚至文献报道曾有儿童阴茎癌患者。

　　阴茎癌的病因尚未明确,但目前已经明确了一些与阴茎癌发病相关的危险因素。阴茎癌的危险因素包括:包茎,慢性阴茎炎症(与包茎相关的龟头炎)和硬化性苔藓,治疗各种皮肤病如牛皮癣的紫外线光疗,吸烟,人类乳头瘤病毒(HPV)感染和尖锐湿疣,农村地区、社会经济地位低下和未婚状态,多个性伴侣和初次性交年龄较早等。约 1/3 的阴茎癌病例与 HPV 的致癌作用相关,阴茎癌中最常见的 HPV 亚型是 16 型和 18 型。避免或改变以上阴茎癌发病的危险因素有可能有效预防阴茎癌。

　　阴茎癌多发生于阴茎头、冠状沟及包皮内板,也可发生于阴茎体,但较少见。由于阴茎筋膜和白膜坚韧,除晚期病例外,阴茎癌很少侵犯尿道海绵体。

　　鳞状细胞癌为阴茎癌的主要类型,约占 95%,其他病理类型如基底细胞癌、腺癌、恶性黑色素瘤、肉瘤、淋巴瘤等较少见。转移性阴茎癌很罕见,可来自前列腺、膀胱或直肠等部位,肾脏恶性肿瘤偶然也可以转移至阴茎。

　　阴茎癌应在治疗前进行全面检查评估肿瘤的分期及分级,明确局部肿瘤浸润范围、有无淋巴和远处脏器转移及范围,从而选择合适的治疗方法。阴茎病变可通过多普勒超声或 MRI 评估局部浸润深度,盆腔 CT 可以评估腹股沟及盆腔淋巴结情况,必要时可通过胸腹部 CT 或骨扫描等检查明确远处转移情况。

　　早期(最常见)阴茎癌患者预后较好,但晚期肿瘤患者预后不佳。阴茎局部原发灶的外科治疗包括保留阴茎手术、阴茎部分切除术和阴茎全切术。对于原发灶恶性度高或分期较晚和腹股沟淋巴结转移的患者应行双侧腹股沟淋巴结清扫术,如果一侧腹股沟淋巴结≥2 个淋巴结转移或淋巴结外受累,应行同侧盆腔淋巴结清扫术。针对不同淋巴结转移情况的患者,可行辅助化疗、新辅助化疗,远处转移患者可考虑行姑息性化疗。

病例提供者:于路平

点评专家:徐涛

参考文献

[1] NICOLAI N，BIASONI D，CATANZARO MA，et al. Testicular germ-cell tumours and penile

squamous cell carcinoma：Appropriate management makes the difference[J]. Eur J Surg Oncol，2019，45(1)：60-66.

［2］史沛清. 阴茎肿瘤[M]//吴阶平. 吴阶平泌尿外科学. 济南：山东科学技术出版社，2004：1011-1024.

［3］CHAUX A，NETTO GJ，RODRÍGUEZ IM，et al. Epidemiologic profile，sexual history，pathologic features，and human papillomavirus status of 103 patients with penile carcinoma[J]. World J Urol，2013，31(4)：861-867.

［4］BRIERLEY JD，GOSPODAROWICZ MK，WITTEKIND C. TNM Classification of Malignant Tumours[M]. 8th ed. Toronto：Wiley Blackwell，2016.

［5］LEIJTE JA，KIRRANDER P，ANTONINI N，et al. Recurrence patterns of squamous cell carcinoma of the penis：recommendations for follow-up based on a two-centre analysis of 700 patients[J]. Eur Urol，2008，54(1)：161-168.

［6］SHARMA P，DJAJADININGRAT R，ZARGAR-SHOSHTARI K，et al. Adjuvant chemotherapy is associated with improved overall survival in pelvic node-positive penile cancer after lymph node dissection：a multi-institutional study[J]. Urol Oncol，2015，33(11)：496. e17-23.

病例30 前列腺多发结节——前列腺癌？

主诉

体检发现 PSA 升高 1 周。

病史摘要

现病史：患者，男，73 岁，1 周前外院体检发现 PSA＝24 ng/ml，f/p＝0.25，外院行前列腺 MRI(2019-12-26)检查：前列腺多发结节，考虑前列腺癌(PI-RADS 5)，累及膀胱及精囊腺，右侧盆底和双侧髂血管旁多发转移性肿大淋巴结。遂来我院就诊。

既往史：既往有糖尿病史，1996 年行胆囊切除术；否认病毒性肝炎、结核或其他传染病；否认心梗、脑梗史；否认药物、食物过敏史。

个人史：否认放射性物质及致癌性化学物质接触史。

家族史：否认遗传性家族疾病史。

入院查体

神清，腹软，无压痛、反跳痛，未及肿块。肛指及生殖器：前列腺Ⅱ度大，质偏软、无压痛，中央沟存在，指套未染血。

辅助检查

PSA＝24 ng/ml，f/p＝0.25，外院行前列腺 MRI(2019-12-26)检查：前列腺多发结

节,考虑前列腺癌(PI-RADS 5),累及膀胱及精囊腺,右侧盆底和双侧髂血管旁多发转移性肿大淋巴结。

初步诊断

前列腺腺癌($T_4N_1M_1$)。

治疗及转归

患者入院后(2019-12-31)于我院行前列腺穿刺,病理(9/12 阳性):"前列腺穿刺 1(70%),2(60%),3(10%),4(30%),5(40%),7(20%),8(50%),9(40%),11(70%)",前列腺腺癌,Gleason 评分 4+5=9 分,神经束见侵犯。免疫组化:PD-1(-)、PD-L1(-)、SYN(-)、CHG(-)、CD56(-)。2020.01 外院 ECT(-),PSMA-PET/CT 示:前列腺增大,弥漫性 PSMA 摄取增高,符合前列腺癌,盆腔内、双侧盆壁、髂血管旁、腹膜后、膈肌脚、纵隔、左腋窝及左锁骨上窝多发淋巴结转移。2020-01-16 开始行 DP 方案化疗+ADT 治疗,至今已行 5 个疗程。其间复查:PSA(2020-03-27)=10.3 ng/ml。前列腺 MRI(2020-03-27):前列腺近膀胱区域信号异常,考虑 PI-RADS 5,病变累及双侧精囊并累及膀胱颈部可能。双侧髂血管旁异常强化淋巴结,左侧病灶倾向转移,右侧性质待定。复查 PSMA-PET/CT(2020-04-14)示:前列腺癌化疗后改变;前列腺体积增大伴 FDG 代谢轻度增高,考虑化疗后肿瘤活性残留;伴左侧锁骨区、腋窝、纵隔食管旁、左侧膈肌脚后、腹主动脉旁、双侧髂血管旁多发淋巴结转移。PSA(2020-04-23)=5.65 ng/ml。

讨论与分析

1. 患者是否为去势抵抗性前列腺癌?还需补充哪些检查?

去势抵抗性前列腺癌(castrate resistant prostate cancer,CRPC)指血清睾酮达到去势水平后(<50 ng/dl 或 1.7 nmol/L),至少出现下面情况的一种:

(1) PSA 复发:间隔 1 周以上连续 3 次 PSA 上升,2 次升高均在 PSA 低点 50%以上,并且 PSA>2 ng/ml。

(2) 影像学进展:新发病灶出现,包括骨扫描提示 2 处或以上的新发骨转移病灶,或者是应用 RECIST 标准评价的新发软组织病灶。单纯症状上进展不能够诊断为 CRPC,需要进一步的评估。

CRPC 的诊断需要明确患者的原发灶和转移灶状态,转移性去势抵抗性前列腺癌(metastatic castrate resistant prostate cancer,mCRPC)和非转移性去势抵抗性前列腺癌(non metastatic castration resistant prostate cancer,nmCRPC)的治疗策略存在显著差异。CRPC 的进一步评估,还需要明确患者原发灶治疗和初始内分泌治疗的疗效,原发灶的病理特征,转移灶的部位和病灶数,特别是淋巴结转移情况和内脏转移情况,患者的体质状态。建议行肿瘤组织或 ctDNA 多基因靶向测序以明确特殊耐药基因或基因通路(胚系和体细胞基因变异),更好地指导后续系统治疗。

1) 完善 PSA 和睾酮检查以明确 CRPC 诊断

(1) 血清睾酮达到去势水平(<50 ng/dl 或 1.7 nmol/L)。

(2) PSA 间隔 1 周以上连续 3 次上升,2 次升高均在 PSA 低点 50%以上,并且 PSA>

2 ng/ml。

2) 影像学检查以明确 CRPC 原发灶和转移灶的进展状态

(1) 盆腔 MRI 平扫＋检查：目前评价前列腺癌原发灶和盆腔淋巴结转移情况的最常用方法。通过该检查，我们要明确原发灶是否复发以及局部侵袭情况，特别是与精囊、膀胱、尿道和直肠的关系，决定是否适合原发灶或局部复发病灶的处理。另外，可以初步明确是否伴随盆腔淋巴结转移，结合全身转移病灶状况，决定 CRPC 的局部病灶处理方式和淋巴结处理方式。

(2) 骨扫描检查：目前评价前列腺癌骨转移最常用的方法。CRPC 的患者中多数合并存在骨转移，对于骨转移情况的评估尤为重要，是 CRPC 选择正确治疗方式的最重要标准。荟萃分析显示骨扫描的敏感度和特异度分别为 79％和 82％，无论 PSA、Gleason 评分以及临床分期，以及是否有骨痛症状，都建议进行骨扫描检查，明确是否有骨转移。

(3) 肺腹部 CT 检查：部分 mCRPC 表现为腹腔或胸腔的淋巴结转移，或更少见的肺转移或肝转移，胸腹部 CT 检查能很好地评估胸腹部脏器或淋巴结转移情况，以明确 CRPC 转移病灶情况。

(4) PET/CT 检查：^{18}FDG 标记的常规 PET/CT，在前列腺癌淋巴结转移、骨转移和全身其他脏器是否转移的评估上，具有很好的优势，推荐有条件的 CRPC 患者进行此项检查，以明确 mCRPC 或 nmCRPC。

前列腺特异性膜抗原(prostate specific membrane antigen，PSMA)在前列腺癌细胞表面特异性高表达，使其在分子影像学及靶向治疗领域具有极为重要的研究价值。^{68}GaPSMA PET/CT 检查诊断前列腺癌病灶的灵敏度为 80％，特异度为 97％，诊断准确度远高于传统影像学检查，有助于检测 CRPC 患者的早期转移，为这些患者的治疗选择提供更精确的影像学分期依据。

2. 是否需要进行二次活检？

前列腺原发灶的再次穿刺或针对前列腺癌转移灶穿刺活检的临床意义在 CRPC 患者中尚无明确定论。部分患者在经过前期内分泌治疗后，原发灶呈治疗后改变，重复穿刺无法取得阳性结果。转移灶的活检包括手术切除活检或穿刺活检，其中影像学定位下转移灶穿刺活检对于软组织肿块阳性率较高。前列腺癌以成骨转移为主，因此骨穿刺存在一定的失败可能，其中穿刺失败原因主要是定位不准、取材不足。

3. 活检组织是否需要进行基因检测？

CRPC，特别是 mCRPC 患者，存在多种常见耐药基因作用通路，包括雄激素受体(androgen receptor，AR)通路(预测新型内分泌治疗药物阿比特龙或恩杂鲁胺的治疗效果)、神经内分泌分化通路(预测铂类药物化疗或 PARP 抑制剂靶向药物治疗)，DNA 修复基因缺陷通路(预测铂类药物化疗或 PARP 抑制剂靶向药物治疗)。CRPC 患者接受基因检测，对于家族遗传咨询以及更好地评估个体治疗预后具有重要意义。随着基因检测技术的进步，基于外周血循环肿瘤 DNA(ctDNA)多基因靶向测序为代表的液态活检，可以实现无创分子分型诊断，易于临床开展。

4. 该患者如何进行治疗？

1) CRPC 患者的去势治疗

研究证实，初治的激素敏感性前列腺癌经过传统内分泌治疗后进展为 CRPC，不是不再依赖雄激素受体 AR 通路,而是非常少量的雄激素就可以维持肿瘤细胞的生长,或者同时出现其他 AR 非依赖的分子作用通路,维持或促进肿瘤细胞的进展转移。因此,CRPC 患者需要维持去势治疗,保持血清睾酮处于去势水平(<50 ng/dl 或 1.7 nmol/L)。临床上常见 CRPC 患者选择新型内分泌治疗或多西他赛化疗后停用雄激素剥夺治疗,导致 PSA 和临床症状控制不佳。因此,CRPC 的治疗过程中,需要全程检测血清睾酮,维持去势水平,同时选择针对 CRPC 的治疗方式,以更好地治疗 CRPC。

2) 转移性 CRPC(mCRPC)的二线治疗

(1) 阿比特龙(abiraterone)新型内分泌治疗:阿比特龙是一种口服的细胞色素 P450c17 酶抑制剂,细胞色素 P450c17 酶是雄激素合成的关键酶,阿比特龙通过抑制该酶以抑制雄激素生成。阿比特龙联合泼尼松治疗相比安慰剂联合泼尼松治疗,影像学 PFS 显著延长,患者死亡风险下降 19%,常见不良反应包括尿潴留、高血压、低血钾和水肿等,但患者耐受性良好。在阿比特龙治疗期间,需监测肝功能、血钾和血磷水平以及血压,也需对心脏疾病进行评估。2011 年 4 月,FDA 批准阿比特龙联合泼尼松用于治疗多西他赛化疗后的 mCRPC 患者。在既往接受过化疗的 mCRPC 患者中,阿比特龙治疗组相较于安慰剂组存在 OS 的明显获益,两组患者中位生存期分别为 15.8 个月和 11.2 个月(HR 0.74;$P<0.0001$)。阿比特龙治疗组在影像学无进展生存时间、PSA 应答率和疼痛缓解方面也都有改善。

(2) 恩杂鲁胺(enzalutamide)新型内分泌治疗:恩杂鲁胺一线治疗 mCRPC 具有明显生存期获益,与安慰剂组相比,恩杂鲁胺中位无进展生存期显著延长(20.0 个月 vs 5.4 个月),总生存期(35.3 个月 vs 31.3 个月)明显改善。

(3) 精准治疗:对于 mCRPC 的二线治疗选择需慎重,以上 3 种治疗药物均存在交叉耐药现象,或者经历了一线内分泌治疗或一线多西他赛化疗后,mCRPC 会出现 AR 受体的基因变异,特别是 AR-V7 等剪切体的产生,可能导致二线新型内分泌治疗耐药。神经内分泌分化的产生和(或)DNA 修复基因的缺陷,以多西他赛为基础的化疗,可能疗效欠佳,而更适合铂类药物为基础的化疗方案。建议一线治疗后的 mCRPC 患者,先行多基因靶向测序,明确 AR 基因通路、神经内分泌分化或 DNA 修复基因通路变异情况,以指导后续系统治疗方案选择。

5. 什么情况下不能进行前列腺穿刺?

据 2016 前列腺穿刺中国专家共识,以下情况不能行前列腺穿刺:

(1) 急性感染期、发热期。

(2) 有高血压危象。

(3) 处于心脏功能不全失代偿期。

(4) 有严重出血倾向的疾病。

(5) 处于糖尿病血糖不稳定期。

(6) 有严重的内、外痔,肛周或直肠病变。

最终诊断

前列腺腺癌($T_4N_1M_1$)。

专家点评

  CRPC 治疗疗效评估遵循两个目标：①控制/减轻/治愈现有临床症状；②预防/延缓疾病进展。生活质量改善、无进展生存可反映 CRPC 的治疗效果，而总生存率仍然是评价 CRPC 治疗疗效的金标准。

  CRPC 疗效评估标准包括以下几个。

  (1) RECIST 标准：具有影像学可测量病灶的 CRPC，参照 RECIST 标准评估疗效。

  (2) PSA 反应率：PSA 有效指 PSA 下降≥50%，维持 4 周以上，且无临床和影像学进展的证据；PSA 进展指 PSA 升高超过基线或化疗期间谷值的 25%，且绝对值≥5 ng/ml。

  (3) 骨痛缓解率：骨痛是转移性前列腺癌患者最常见和严重影响生活质量的症状，骨痛缓解率是重要的临床疗效观察指标。

  (4) 生活质量改变：根据前列腺癌患者生存质量测定量表(Functional Assessment of Cancer Therapy-Prostate, FACT - P)评定。

  综合目前循证医学证据，对于 CRPC 治疗疗效评估中疾病进展的标准推荐：在 PSA 进展、影像学进展、临床症状进展 3 个标准中至少满足 2 个，才可确定为疾病进展，考虑选择后续治疗。

病例提供者：潘家骅
点评专家：薛蔚

参考文献

[1] GARNICK MB. Hormonal therapy in the management of prostate cancer：from Huggins to the present[J]. Urology，1997，49(3A Suppl)：5 – 15.

[2] SCHER HI，SOLO K，VALANT J，et al. Prevalence of prostate cancer clinical states and mortality in the United States：estimates using a dynamic progression model[J]. PLoS One，2015，10(10)：e0139440.

[3] RYAN CJ，SMITH MR，FIZAZI K，et al. Abiraterone acetate plus prednisone versus placebo plus prednisone in chemotherapy-naive men with metastatic castration-resistant prostate cancer (COU-AA-302)：final overall survival analysis of a randomised, double-blind, placebo-controlled phase 3 study[J]. Lancet Oncol，2015，16(2)：152 – 160.

[4] BEER TM，ARMSTRONG AJ，RATHKOPF DE，et al. Enzalutamide in metastatic prostate cancer before chemotherapy[J]. N Eng J Med，2014，371：424 – 433.

[5] SCHER HI，FIZAZI K，SAAD F，et al. Increased survival with enzalutamide in prostate cancer after chemotherapy[J]. N Eng J Med，2012，367：1187 – 1197.

[6] BASCH E，AUTIO K，RYAN CJ，et al. Abiraterone acetate plus prednisone versus prednisone alone in chemotherapy-naive men with metastatic castration-resistant prostate cancer：patient-reported outcome results of a randomised phase 3 trial[J]. Lancet Oncol，2013，14：1193 – 1199.

[7] RYAN CJ，SMITH MR，DE BONO JS，et al. Abiraterone in metastatic prostate cancer without

previous chemotherapy[J]. N Eng J Med，2013，368(2)：138 - 148.

[8] RATHKOPF DE，SMITH MR，DE BONO JS，et al. Updated interim efficacy analysis and long-term safety of abiraterone acetate in metastatic castration-resistant prostate cancer patients without prior chemotherapy (COU-AA-302)[J]. Eur Urol，2014，66(5)：815 - 825.

[9] DE BONO JS，LOGOTHETIS CJ，MOLINA A，et al. Abiraterone and increased survival in metastatic prostate cancer[J]. N Eng J Med，2011，364：1995 - 2005.

[10] DE BONO JS，OUDARD S，OZGUROGLU M，et al. Prednisone plus cabazitaxel or mitoxantrone for metastatic castration-resistant prostate cancer progressing after docetaxel treatment：a randomised open-label trial[J]. Lancet，2010，376：1147 - 1154.

[11] FIZAZI K，SCHER HI，MOLINA A，et al. Abiraterone acetate for treatment of metastatic castration-resistant prostate cancer：final overall survival analysis of the COU-AA-301 randomised，double-blind，placebo-controlled phase 3 study[J]. Lancet Oncol，2012，13：983 - 992.

[12] PARKER C，NILSSON S，HEINRICH D，et al. Alpha emitter radium-223 and survival in metastatic prostate cancer[J]. N Eng J Med，2013，369：213 - 223.

[13] LÖFFELER S，WEEDON-FEKJAER H，WANG-HANSEN MS，et al. "Natural course" of disease in patients with metastatic castrate-resistant prostate cancer：Survival and prognostic factors without life-prolonging treatment[J]. Scand J Urol，2015，49(6)：440 - 445.

[14] SCHER HI，HALABI S，TANNOCK I，et al. Design and end points of clinical trials for patients with progressive prostate cancer and castrate levels of testosterone：recommendations of the Prostate Cancer Clinical Trials Working Group[J]. J Clin Oncol，2008，26(7)：1148 - 1159.

[15] SUZMAN DL，ANTONARAKIS ES. Castration-resistant prostate cancer：latest evidence and therapeutic implications[J]. Ther Adv Med Oncol，2014，6(4)：167 - 179.

[16] TANNOCK IF，DE WIT R，BERRY WR，et al. Docetaxel plus prednisone or mitoxantrone plus prednisone for advanced prostate cancer[J]. N Eng J Med，2004，351：1502 - 1512.

[17] PETRYLAK DP，TANGEN CM，HUSSAIN MH，et al. Docetaxel and estramustine compared with mitoxantrone and prednisone for advanced refractory prostate cancer[J]. N Eng J Med，2004，351：1513 - 1520.

[18] ARMSTRONG AJ，GEORGE DJ. Optimizing the use of docetaxel in men with castration-resistant metastatic prostate cancer[J]. Prostate Cancer Prostatic Dis，2010，13(2)：108 - 116.

病例31 体检发现右肾占位病变，近半年来偶有腰酸不适——右肾肿瘤？

主诉

体检发现右肾占位1周。

病史摘要

现病史：患者，男，52岁，1周前体检发现右肾占位病变，近半年来偶有腰酸不适，病程中否认肉眼血尿，无尿频、尿急、尿痛。

既往史: 既往有高血压史 10 余年,口服药物治疗,平素血压控制在 130/80 mmHg,体态肥胖(体重 95 kg,身高 170 cm,BMI 32.9 kg/m²)。否认糖尿病史;否认病毒性肝炎、结核或其他传染病;否认心梗、脑梗史;否认药物、食物过敏史。

个人史: 否认放射性物质及致癌性化学物质接触史。

家族史: 否认遗传性家族疾病史。

入院查体

双肾区无叩痛,输尿管行径无压痛,腰腹部未及肿大包块,双下肢无水肿。

辅助检查

泌尿系统彩超:右肾中部占位,最大径 7.5 cm,考虑肾癌。

肾脏 CTA:右肾中部实质性占位,最大径 7.5 cm,肿瘤位于腹侧肾门,呈外生型生长,与肾动静脉关系紧密,如图 31 - 1 所示。

同位素 GFR:双肾血流灌注正常,左肾 GFR 28 ml/(min · 1.73 m²),右肾 GFR 35 ml/(min · 1.73 m²)。

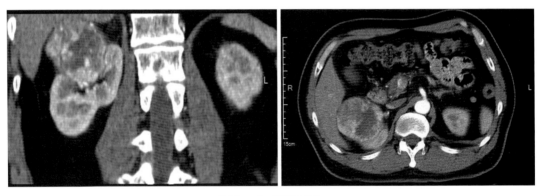

图 31 - 1 肾脏 CTA

血常规:WBC 7.8×10^9/L, N% 49.0%, RBC 4.63×10^{12}/L, Hb 113 g/L, PLT 120×10^9/L。

血生化:Cre 115 μmol/L,κ 轻链 4.8 mmol/L。

尿常规:白细胞 3 个/HP,红细胞 10 个/HP,尿蛋白(一)。

初步诊断

右肾肿瘤($T_{1b}N_0M_0$);肾功能不全,高血压。

治疗及转归

该患者存在长期高血压史,术前评估健侧肾脏功能欠佳,若行患肾根治,术后可能存在肾功能不全的风险,因此尽可能行保留肾单位的手术。患者于 CT 引导下行右肾肿瘤穿刺活检,病理提示为透明细胞癌。采用培唑帕尼 800 mg qd 口服治疗 3 个月,再次影像学评估,复查 CT(图 31 - 2):右肾肿瘤较前缩小,最大径为 5.5 cm,肿瘤中央坏死灶增大。

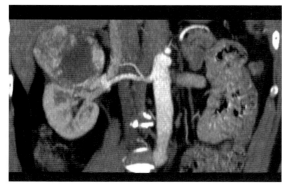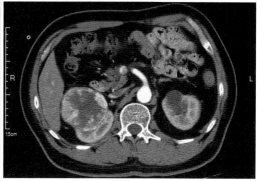

服药前　　　　　　　　　　　　　　　　服药后

图 31 - 2　用药前后 CT 对比

服药前 R. E. N. A. L.（radius，exophytic extent，nearness，anterior/posterior position，polar location）肾脏评分：3＋1＋3＋a＋2＝9a（中度复杂病例），服药后 R. E. N. A. L. 肾脏评分：2＋1＋2＋a＋2＝7a（轻度复杂病例）。停培唑帕尼 2 周后，行腹膜后入路腹腔镜下右肾部分切除术，术中热缺血时间 16 min，术中见肾周及肿瘤周围轻度粘连样改变，解剖层次基本清晰，肿瘤包膜完整。围手术期无并发症

术后病理诊断：右肾透明细胞癌，Fuhrman 分级 3 级，Ki - 67 指数 10％，肿瘤基底切缘阴性。术后随访至今未见明显复发和转移。

讨论与分析

1. 各种类型的影像学检查对于肾癌的诊断各具什么特点？

目前，没有一种检查是完美的，各种检查各具特色，临床诊治过程中需综合判断。

（1）超声（彩超）：检查的优点是方便快捷、无辐射，常用于体检筛查。其中，超声造影在明确肾占位性病变性质方面具有较高的敏感性和特异性，尤其是在鉴别囊性肾占位病变时 Bosiak 分级更具有优势。缺点是主观性较强，需要操作者具有丰富的临床经验。

（2）增强 CT：对于诊断肾占位的性质具有更高的准确性和敏感性，是一项非常客观的临床评估指标，目前被广泛用于肾占位的诊断和随访中。肾脏 CTA（肾血管 CT 三维成像）技术可以清晰地展现肾脏主要动静脉的血管走向。缺点是具有一定的辐射，造影剂对肾功能也有一定的损害，检查前需监测患者的肾功能。

（3）MRI（磁共振）：对于诊断肾脏小占位和瘤栓的灵敏度和特异度略高，可以协助辅助诊断。禁忌证是患者体内不能有金属内置物。

（4）PET/CT：核素检查可以了解全身情况，对于中晚期肾脏占位患者而言，可以判断有无其他部位（肺部、后腹膜淋巴结等）的转移。

（5）同位素 GFR：术前的 GFR 检测可以了解双侧分肾功能，可以预测术后的肾功能情况。

2. 肾部分切除术和根治术在治疗局限性肾癌的疗效有何不同？

保留肾单位的手术（nephron sparing surgery，NSS）是指距离肿瘤边缘 0.5～1.0 cm 完整切除肾肿瘤，具有保留患肾功能的优势。目前的腹腔镜技术以及倒刺缝线大大减少了围

手术期的并发症,保证了术中肿瘤的完整性,能够达到 NSS"三连胜(无瘤、肾功能保留、无并发症)"。因此,NSS 的疗效几乎等同既往根治性肾切除术。

目前,NSS 适应证有逐步扩大的趋势,部分 T_{1b} 期和 T_2 期的肾肿瘤也可行 NSS。但需向患者告知 NSS 术后存在局部复发的可能,任何 NSS 首先要考虑患者的安全以及无瘤原则。

3. 腹腔镜手术与开放手术相比较有何优势?

腹腔镜(机器人辅助腹腔镜)手术在治疗肿瘤局限于肾包膜内,无周围组织侵犯以及无淋巴结转移的局限性肾癌患者,疗效与开放手术相当,具有创伤小、恢复快、住院时间短的优点。

但对于曾有腹腔镜手术史、伴有癌栓、T_3 期以上的肾癌患者,术前需要慎重评估,以决定合适的手术方式。

4. 评估肾脏肿瘤手术难易程度的评分系统有哪些?

基于 CT 或 MRI 进行肾脏肿瘤评估有多种评分系统,常见的有 R. E. N. A. L. 评分系统、PADUA 评分系统、C-INDEX(向心性指数)、DAP 评分系统等,这些评分系统都采用了量化的方式描述肿瘤的解剖学特征,更好地划分 NSS 的手术难易度。

目前,R. E. N. A. L. 评分在临床上被广泛应用。R. E. N. A. L. 评分系统是由 Kutikov 等于 2009 年提出,是基于肾脏肿瘤影像学(CT 或 MR)特征做出一个量化评分,根据综合评分评估肾脏肿瘤的复杂程度,为 NSS 术前提供参考。R(肿瘤最大径)分为 $\leqslant 4$ cm、$4 \sim 7$ cm、$\geqslant 7$ cm,得分各为 1、2、3 分;E(外凸率)分为 $>1/2$、小于 $1/2$、完全内生型,得分各为 1、2、3 分;N(肾窦与集合系统的关系)分为 $\geqslant 7$ mm、$4 \sim 7$ mm、$\leqslant 7$ mm,得分各为 1、2、3 分;A/P(肿瘤位于腹侧或背侧);L(肿瘤沿肾脏纵轴位置)定义为采用横断面肾脏 CT 肾窦脂肪、血管或集合系统最早和最晚出现的断面作为标志断面,将肿瘤分为位于两极、跨越极线 $<50\%$ 和跨越极线 $>50\%$ 三个等级,分别量化为 1、2 和 3 分。以上各项参数的总分来判断复杂程度,分为低度复杂(4~6 分)、中度复杂(7~9 分)和高度复杂(10~12 分)三个等级。

5. 使用靶向药物进行术前新辅助治疗的临床价值?

新辅助治疗为中晚期的肾癌患者创造手术机会,既往的免疫、放化疗等新辅助治疗疗效不佳,基于 TKI 的靶向药物术前新辅助治疗使更多的晚期肾癌患者得到手术根治的机会。

术前新辅助靶向治疗不仅能够缩小肿瘤大小、降低肿瘤分期、减少手术难度,对于肾功能有损害或者孤立肾的肾癌患者,还为保肾手术创造条件。

6. 肾部分切除术患者新辅助靶向治疗的疗程和手术时机的选择需要注意哪些细节?

对于通过新辅助靶向治疗后可能行肾部分切除术的患者而言,术前新辅助治疗需要多长时间,目前尚无定论,大部分已发表的文章均推荐 2~3 个月。Bex 等报道靶向治疗在治疗 2 个月时的缩瘤效果最明显;如果 2 个月时肿瘤对治疗无应答,则应根据实际情况更换靶向药物,或者直接行根治术,以免肿瘤进展。

在行肾部分切除术之前,需要停用一段时间的靶向药物,其长短取决于靶向药物的半衰期。目前推荐采用停用 2~3 个药物半衰期,比较常规用的药物如索拉非尼 8~12 天,舒尼替尼 12~18 天,培唑帕尼和依维莫司 5~8 天,阿昔替尼 1~2 天。

经过新辅助靶向治疗的患者,术中肾周及肿瘤周围呈现轻度的粘连样改变,并未增加手术难度。

若术后仍需使用靶向治疗,多数学者认为术后 2 周后再开始使用比较合适,以免影响术后创面的愈合。

7. 靶向药物的常见不良反应有哪些?

术前 2～3 个月的新辅助靶向治疗,药物相关的常见不良反应包括乏力、胃肠道反应(腹泻或便秘)、轻度骨髓抑制(白细胞、血小板减少)、手足综合征、高血压,大部分不良反应为轻度,不需要调整药物剂量,仅有 20％左右的患者需要减量或者停药。

8. 新辅助靶向治疗是否会增加手术并发症?

新辅助靶向治疗是否会增加肾部切术后的围手术期并发症尚未定论,多数学者认为新辅助治疗后再进行手术的安全性还是可控的。

Powles 等进行了一项前瞻性的研究,证实术前使用舒尼替尼新辅助靶向治疗是相对安全的。该研究中接受手术的患者共 47 例,有 12 例(26％)出现了手术相关的并发症。其中切口愈合延迟 8 例(17％),术后出血、肾功能衰竭、低血压、呼吸衰竭各 1 例(2％)。

Margulis 曾报道了一组 44 例接受术前新辅助靶向治疗的中晚期肾癌患者,17 例(39％)患者发生手术相关的并发症,与对照组(28％)相比,差异无显著统计学意义。进一步的亚组分析,发现各种不同的靶向药物(贝伐单抗、舒尼替尼、索拉非尼)之间并发症的发生率亚组间差异也无统计学意义。

最终诊断

右肾肿瘤($T_{1b}N_0M_0$);肾功能不全,高血压。

专家点评

1. 保留肾单位的手术适应证有哪些?

NSS 适应证:肾肿瘤发生解剖性或功能性的孤立肾,根治性肾切除会导致肾功能不全或尿毒症的患者。

NSS 相对适应证:肾肿瘤对侧肾存在某些良性疾病,如肾结石、输尿管结石或可能导致肾功能恶化的慢性疾病(如高血压、糖尿病、肾动脉狭窄等)。

该患者存在长期高血压史,术前评估健侧肾脏功能欠佳,若行患肾根治,术后可能存在肾功能不全的风险,因此应尽可能行保留肾单位的手术。患者既往有高血压史,对侧肾脏术前 GFR 仅为 $28\,ml/(min \cdot 1.73\,m^2)$,若行右肾根治术,术后可能造成肾功能不全,因此需最大程度保留正常肾组织。考虑到肿瘤体积较大、血供丰富,若行肾部分切除术,术中所需缺血时间较长,手术难度相对较高,故建议患者先行靶向药物新辅助治疗,待肿瘤体积变小后再行右肾部分切除术。

2. 手术过程中如何最大限度地保护肾功能?

首先,必须保证肿瘤完整切除,沿着肿瘤假包膜层面"钝性结合锐性"的手法进行肿瘤剥离。其次,缝合肾实质创面时,采用二层缝合法,内层倒刺线缝合时轻巧、切实地缝合血管的肾实质,外层缝合时保证对合切实的前提下尽量少牺牲肾实质。再次,控制缺血时间在 30 分钟之内,对于复杂病例采用冰屑低温法维持术中局部低温、逆行输尿管

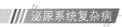

插管低温灌注法,也可以保护肾功能。最后,肾动脉无阻断或选择性阻断,也可以减少缺血时间对肾实质造成的损害,但出血量相对较多。

病例提供者:蒋光亮
点评专家:徐丹枫

📖 参考文献

[1] BEX A,VAN DER VELDT AA,BLANK C,et al. Neoadjuvant sunitinib for surgically complex advanced renal cell cancer of doubtful resectability:initial experience with downsizing to reconsider cytoreductive surgery[J]. World J Urol,2009,27(4):533-539.

[2] POWLES T,BLANK C,CHOWDHURY S,et al. The outcome of patients treated with sunitinib prior to planned nephrectomy in metastatic clear cell renal cancer[J]. Eur Urol,2011,60(3):448-454.

[3] MARGULIS V,MATIN SF,TANNIR N,et al. Surgical morbidity associated with administration of targeted molecular therapies before cytoreductive nephrectomy or resection of locally recurrent renal cell carcinoma[J]. J Urol,2008,180(1):94-98.

病例32 发热伴阴茎根部肿块——尿道肿瘤?

主诉

发热伴阴茎根部肿块数月。

病史摘要

患者3个月前阴茎根部出现肿块,逐渐增大伴局部疼痛和发热。同时出现尿频及排尿费力,无腰酸、腰胀,无肉眼血尿,无恶心、呕吐等不适,遂来我院门诊就诊。门诊以"发热、阴茎根部肿块"收入感染科行抗感染治疗。患者既往无高血压、糖尿病史,无结核、肝炎等传染病史,无外伤及手术史。否认食物及药物过敏史。久居原籍,否认疫水及有毒、放射性物质接触史。无烟、酒嗜好。患病以来,患者食欲、精神可,小便同前述,大便正常,体重无明显变化。

入院查体

专科体检发现患者龟头呈明显生殖器硬化性苔藓样变表现,龟头苍白,尿道外口针眼状狭窄,伴白斑和硬皮样变,包皮皱缩、失去弹性,阴茎段尿道触及串珠样硬结。阴茎根部可扪及肿块,如鹅蛋大小,边缘尚清除,活动度差,触痛及压痛明显。双侧腹股沟未扪及肿大淋巴结。

辅助检查

血常规：WBC $11.3×10^9$/L，Hb 128 g/L。

尿常规：WBC 326 个/μl，白细胞酯酶（＋＋＋）。

血肿瘤标志物：SCC 17.84 μg/L。

尿液涂片未见抗酸杆菌，尿液荧光 PCR 检测结核杆菌 DNA（－）。

尿道超声：阴囊部尿道海绵体周围大片组织回声不均匀，局部混合回声，炎症并脓肿形成可能，阴囊部尿道开放受限。

盆腔磁共振增强扫描：阴茎囊实性肿块，最大截面 8.0 cm×5.0 cm，增强可见肿块不均匀强化。

阴茎根部肿块穿刺结果提示：慢性活动性炎症伴小脓肿形成。荧光 PCR 检测结核杆菌 DNA（－）。

初步诊断

①阴茎苔藓样硬化；②尿道肿块。

治疗及转归

患者入感染科后行中段尿培养，血、尿结核杆菌培养以及荧光 PCR 检测结核杆菌 DNA 检查，结果均为阴性。结核菌素实验（－）。尿道超声提示：阴囊部尿道海绵体周围大片组织回声不均匀，局部混合回声，炎症并脓肿形成可能，阴囊部尿道开放受限。阴茎根部肿块穿刺结果提示：慢性活动性炎症伴小脓肿形成。穿刺组织荧光 PCR 检测结核杆菌 DNA（－）。局麻下行膀胱穿刺造瘘术引流尿液，积极抗感染治疗后体温正常，转入泌尿外科继续治疗。

泌尿外科完善相关术前检查后行阴茎肿块切除术。术中见肿块包裹球部尿道，肿块大小约 5.0 cm×3.5 cm，与周围组织粘连明显，无明显界限。行阴茎肿块切除＋尿道部分切除术。术后病理提示：角化型鳞状细胞癌伴周围大片化脓性炎。免疫组化结果：CK（＋），Ki-67（40％＋）。

最终诊断

①阴茎苔藓样硬化；②尿道鳞状细胞癌。

讨论与分析

该病例以发热及阴茎根部肿块就诊，在感染科行积极抗感染治疗，体温正常后转入泌尿外科行手术治疗。该患者术前血液肿瘤标志物中 SCC 已经显著增高了，提示尿道肿块为肿瘤性病变可能。术后病理也进一步证实了尿道肿物为鳞状细胞癌。该病例首诊忽视了阴茎外观的生殖器硬化性苔藓样变表现，同时也对这类疾病导致尿道肿瘤的认识不足。

治疗上对部分前尿道进行了切除，是否需要行全尿道切除以及腹股沟淋巴结清扫值得进一步探讨。

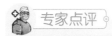专家点评

1. 该患者阴茎苔藓样硬化与尿道肿瘤是否存在因果关系?

男性生殖器苔藓样硬化(male genital lichen sclerosus, MGLSc)是一种慢性炎症性皮肤疾病,可以累及阴囊、会阴、包皮、龟头、尿道外口及尿道。随着疾病进展可进一步影响并侵犯近端尿道和阴茎皮肤[1],严重时会导致泌尿生殖器的瘢痕改变并导致严重的并发症[2]。男性原发性尿道癌是一种临床罕见的泌尿系统恶性肿瘤,在恶性肿瘤中占比不到1%[3]。研究显示MGLSc是一种可导致尿道狭窄的炎性疾病,而慢性尿道感染/尿道炎和尿道狭窄易诱发尿道肿瘤[4]。反复尿道扩张引起的尿道损伤是诱发肿瘤的因素之一[5]。由于疾病发展导致尿道狭窄,引起高压力排尿,尿液由于压力因素侵入尿道 Littre 腺体内,导致其感染并使周围腺体纤维化和近端尿道受到 MGLSc 的蔓延[6]。随着尿道狭窄进一步的加重,排尿困难引起阴囊及会阴部感染,长期的炎性刺激后组织变性最终导致尿道内肿瘤的发生。许多的研究已经显示 MGLSc 具有潜在的恶变倾向,是阴茎鳞状细胞癌的独立风险因素,长时间的病程是导致组织癌变的重要因素,从发病到癌变时间可能超过18年[7]。

2. 阴茎苔藓样硬化并发尿道肿瘤的患者如何早期发现?

研究显示 MGLSc 合并尿道癌好发于50岁后,发病率低且临床表现不典型,医生对 MGLSc 的关注以及认识不足、早期处理不恰当导致患者后期处理更为困难。同时患者羞于就医,发病早期往往容易被忽视,就诊时已处于病变晚期。如何早期发现此类患者对提高后续治疗效果尤为重要。

MGLSc 除了生殖器外观异常变现以及排尿困难等情况外,常见的临床表现还包括:血尿或尿道血性分泌物(62%)、局部进展形成尿道外肿块(52%)、膀胱出口梗阻(48%)、盆腔疼痛(33%)、尿道瘘(10%)、脓肿形成(5%)等[8]。肿瘤进展一般以直接浸润或淋巴转移为主,血行转移少见。随着病情的不断进展,肿瘤穿破尿道腔导致尿道外肿块及肿块破溃,到形成肿块感染甚至尿瘘时已属晚期。文献报道尿道癌最常见的组织学类型为移行细胞癌(55%),其次为鳞癌(21.5%)、腺癌(16.4%)[9]。前尿道恶性肿瘤淋巴引流入腹股沟淋巴结,后尿道恶性肿瘤淋巴引流入盆腔淋巴结,就诊时患者的淋巴转移发生率为14%~30%。患者5年生存率低,预后极差。

影像学的检查对该疾病的诊断也是不可或缺的,超声和 CT 可以进行尿道的影像学评估和分期,MRI 对于尿道的局部情况和盆腔淋巴结评价有帮助[10]。PET/CT 对于盆腔淋巴结和远处转移灶的判断有帮助。尿液细胞学对于尿道癌的诊断意义有限。MGLSc 合并尿道癌确诊依靠病理及免疫组化染色检查,MGLSc 合并尿道肿瘤,P53 和Ki-67 表达阳性。

3. 阴茎苔藓样硬化并发尿道肿瘤的患者应如何进行治疗?

由于原发性尿道癌的发病率低,现有治疗方法并不统一,对 MGLSc 合并尿道癌的治疗更具有一定挑战性。研究显示原发性尿道癌5年和10年的总生存率分别为46.2%和29.3%[11]。此类患者就医时肿瘤多发生淋巴转移,总体治疗效果差,手术只能以改善症状、减瘤为主。目前大多数文献观点仍以积极的手术切除为主,临床病理及

影像学检查了解转移情况,明确肿瘤的分期对治疗有一定的帮助,远端尿道肿瘤可行远端尿道切除,阴茎部尿道的肿瘤行阴茎部分切除,而球膜部尿道肿瘤可行阴茎、阴囊、前列腺、膀胱、耻骨后支全切除。球部尿道肿瘤治疗结果令人失望,5年无病生存率只有0～15％[12]。对于后尿道癌处理需要进行尿道全切除。对于淋巴结阳性的患者需进行淋巴结清扫以期获得更好的治疗效果。目前没有客观证据支持预防性腹股沟及盆腔淋巴结清扫能提高肿瘤特异性的生存率,但是也有研究认为对高级别低分期的尿道肿瘤可以行预防性淋巴结清扫[13,14]。

　　除了有效的手术治疗外,放疗和化疗可以作为辅助的治疗手段。手术联合放化疗被认为能提高局部病变控制和生存率[15,16]。但由于疾病恶性程度较高,易发生转移,联合治疗也不能改变总体预后较差的结果,肿瘤恶性特性及早期转移有关,更好的治疗策略有待进一步研究。

病例提供者:郭辉
点评专家:傅强

参考文献

[1] 徐月敏,姜海,孙光,等.中国男性尿道狭窄病因与治疗变化的多中心调查[J].中华泌尿外科杂志,2012,33(5):329-332.

[2] LIU JS, WALKER K, STEIN D, et al. Lichen sclerosus and isolated bulbar urethral stricture disease[J]. J Urol,2014,192(3),775-779.

[3] GATTA G, VAN DER ZWAN JM, CASALI PG, et al. Rare cancers are not so rare: The rare cancer burden in Europe[J]. Eur J Cancer, 2011,47(17), 2493-2511.

[4] GAKIS G, WITJES JA, COMPERAT E, et al. EAU guidelines on primary urethral carcinoma[J]. Eur Urol, 2013, 64(5): 823-830.

[5] BARBAGLI G, PALMINTERI E, BALO S, et al. Lichen sclerosus of the male genitalia and urethral stricture diseases[J]. Urol Int, 2004, 73(1): 1-5.

[6] MARGOLIS DJ. Cutaneous diseases of the male external genitalia[M]//RETIK AB, WALSH PC, VAUGHAN ED JR, et al. Campbell's Urology. 8th ed. Philadelphia: WB Saunders, 2002: 715-718.

[7] POTTS BA, BELSANTE, MJ, PETERSON AC. Intraurethral steroids are a safe and effective treatment for stricture disease in patients with biopsy proven lichen sclerosus[J]. J Urol, 2016, 195(6), 1790-1796.

[8] MEMON S, CRAIG LYNCH A, CLEEVE L, et al. Squamous cell carcinoma of the bulbar urethra[J]. J Clin Oncol, 2011, 29(28):e733-e735.

[9] SWARTZ MA, PORTER MP, LIN DW, et al. Incidence of primary urethral carcinoma in the United States[J]. Urology, 2006,68(6):1164-1168.

[10] KAWASHIMA A, SANDIER CM, WASSERMAN NF, et a1. Imaging of urethral disease:A pictorial review[J]. Radiographics,2004,24(Suppl 1):S195-S216.

[11] RABBANI F. Prognostic factors in male urethral cancer[J]. Cancer, 2011, 117(11): 2426-

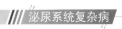

2434.

[12] DALBAGNI G, ZHANG ZF, LACOMBE L, et al. Male urethral carcinoma: Analysis of treatment outcome[J]. Urology, 1999,53(6):1126 - 1132.

[13] KARNES RJ, BREAU RH, LIGHTNER DJ. Surgery for urethral Cancer[J]. Urol Clin North Am, 2010, 37(3):445 - 457.

[14] WERNTZ RP, RIEDINGER CB, FANTUS RJ, et al. The role of inguinal lymph node dissection in men with urethral squamous cell carcinoma[J]. Urol Oncol, 2018, 36(12): 526e1 - 526e6.

[15] COHEN, MS, TRIACA V, BILLMEYER B, et al. Coordinated chemoradiation therapy with genital preservation for the treatment of primary invasive carcinoma of the male urethra[J]. J Urol, 2008, 179(2): 536 - 541.

[16] ZINMAN LN, VANNI AJ. Management of proximal primary urethral cancer: should multidisciplinary therapy be the gold standard [J]. Urol Clin North Am, 2016, 43(4): 505 - 513.

第八章

泌尿系统结石及梗阻

病例 33 骶骨多发囊肿术后伴排尿困难 16 个月——神经源性膀胱？

主诉

骶骨多发囊肿术后伴排尿困难 16 个月。

病史摘要

现病史：患者，女性，20 岁。患者 10 年前无明显诱因下突发右下肢、右臀部疼痛，疼痛症状呈进行性加重，伴严重便秘，排便过程困难，偶有漏尿。患者活动严重受限，右下肢为重。患者 2016 年 07 月 15 日于外院查腰椎 MRI 提示骶管巨大多发骶管囊肿，神经源性膀胱（neurogenic bladder，NB），肠道严重胀气，粪便潴留，2016 年 07 月 25 日行后正中入路骶管囊肿封闭术，术后出现排尿无力、尿不尽等症状。2016 年 12 月 26 日再次行手术治疗（具体不详），术后症状无缓解，再行膀胱造瘘术。2018 年 01 月 04 日于外院行椎管内囊肿切除术（骶管囊肿封堵术）＋脊神经根粘连松解术＋椎管扩大减压术，2018 年 01 月 10 日查腹部 CT 示骶管囊肿术后改变，骶 1～3 水平骶管内低密度灶，骶管扩大，骶骨部分骨质变薄；膀胱内高密度结节。目前患者排尿症状无缓解，至我院就诊，门诊拟"神经源性膀胱、膀胱结石、骶骨囊肿术后"收入院。

既往史：否认糖尿病、高血压等病史。否认肝炎、结核等传染病史。

个人史：久居原籍，否认疫水及有毒、放射性物质接触史。无烟酒嗜好。

婚育史：未婚未育。

家族史：否认家族性遗传病史。

入院查体

T 36.9℃，R 15 次/分，P 86 次/分，BP 120/70 mmHg。神清，皮肤、巩膜无黄染、无瘀斑、瘀点，未及浅表淋巴结肿大，双肺呼吸音清，未及干湿啰音，HR 86 次/分，律齐，未闻及杂音。肠鸣音 4 次/分，下腹部明显膨隆，轻压痛。肛门松弛，鞍区感觉减退。

辅助检查

肾功能正常；超声示残余尿 150 ml；尿流动力学检查示逼尿肌收缩无力，神经源性膀胱可能。

初步诊断

神经源性膀胱，尿潴留，膀胱结石，骶骨囊肿术后。

治疗及转归

患者入院完善相关检查，行膀胱镜下钬激光碎石术＋骶神经调控术，手术顺利。术后规律随访，患者诉排尿症状明显缓解，超声示残余尿控制于 44～72 ml。

讨论与分析

神经源性膀胱是一种主要累及下尿路的神经泌尿疾病，是一类由于神经系统病变（包括中枢性、外周性）导致膀胱和（或）尿道功能障碍（即储尿和／或排尿功能障碍），进而产生一系列下尿路症状及并发症的疾病总称。

几乎所有脊髓损伤性病变都可以影响膀胱尿道功能。不同节段、不同程度的脊髓损伤会导致不同类型的膀胱尿道功能障碍，在损伤后的不同时间段临床表现也有所不同[1]。很多脊柱外科手术，如颈椎或腰椎的椎板减压术、椎间盘切除术、椎管肿瘤摘除术等，手术牵拉、压迫或切割等对神经的刺激，术后可能产生不同类型和程度的排尿异常，其中脊柱外科手术后出现排尿困难者可高达 38％～60％[2]。一些盆腔的手术，如子宫颈癌根治术、直肠癌根治术等，若损伤盆神经或阴部神经，也会导致排尿异常[3]。这些医源性损伤导致的神经源性膀胱可以是一过性的，也可以是顽固性的。在本病例中，患者神经源性膀胱的病因有两个方面，即骶管囊肿对骶髓和骶神经的影响以及医源性因素对骶髓和骶神经的影响。

神经源性膀胱的治疗首要目标为保护上尿路功能（保护肾脏功能），确保储尿期和排尿期膀胱压力处于安全范围内，次要目标为（部分）恢复下尿路功能，提高控尿／排尿能力，减少残余尿量，预防泌尿系感染，提高患者生活质量。在本病例中，患者为年轻女性，排尿功能受损、残余尿阳性、肾功能正常，因为长期尿潴留导致膀胱内结石形成，在行骶神经调控术后患者预后良好，达到治疗目标。

神经源性膀胱还应与以下疾病鉴别诊断：前列腺增生症（男性）、膀胱颈梗阻、先天性尿道瓣膜、女性压力性尿失禁、尿道狭窄、结石相关的膀胱出口梗阻、膀胱癌等。

最终诊断

神经源性膀胱，尿潴留，膀胱结石，骶骨囊肿术后。

专家点评

单纯依据病史、症状和体征、神经系统损害的程度和水平不能明确尿路功能状态，影像尿动力学检查对于治疗方案的确定和治疗方式的选择具有重要意义。神经源性膀胱的治保守治疗包括辅助排尿、康复训练、口服药物以及（间歇）导尿。制定治疗方案时还要综合考虑患者的性别、年龄、身体状况、社会经济条件、生活环境、文化习俗、宗教习惯、潜在的治疗风险与收益比，结合患者个体情况制定治疗方案。在本病例中，患者为年轻女性,尿流动力学检查提示逼尿肌收缩无力。经过综合评估后行骶神经调控术,术后残余尿稳定于44~72 ml。另外,神源性膀胱患者的病情具有临床进展性,因此对神经源性膀胱患者治疗后应定期随访,随访应伴随终生,病情进展时应及时调整治疗及随访方案。

病例提供者:方伟林
点评专家:潘家骅

参考文献

[1] RAPIDI CA, PETROPOULOU K, GALATA A, et al. Neuropathic bladder dysfunction in patients with motor complete and sensory incomplete spinal cord lesion[J]. Spinal Cord, 2008, 46(10): 673-678.

[2] BOULIS NM, MIAN FS, RODRIGUEZ D, et al. Urinary retention following routine neurosurgical spine procedures[J]. Surg Neurol, 2001, 55(1): 23-27, 27-28.

[3] ZHANG Q, NIU H, XU T, et al. Diagnosis and management of patients with neurogenic bladder disorder after radical resection of rectal cancer[J]. Chinese Journal of General Surgery, 2004, 13(11): 843-845.

病例34　右肾结石碎石术后3年,右腰部间断疼痛半个月余
——右肾多发结石伴右肾轻度积水合并感染?

主诉

右腰部间断疼痛半个月余。

病史摘要

现病史:患者,男,43岁,近半个月来反复出现右腰部疼痛,伴有尿频、尿急等刺激症状,出现两次肉眼血尿。发病以来,患者精神体力尚可,无明显消瘦,大便正常,睡眠好。

既往史:既往有肾结石病史,3年前因右肾结石曾行体外冲击波碎石术治疗,否认糖尿病、高血压等病史。否认肝炎、结核等传染病史。

个人史:无烟酒嗜好,但自诉平时饮水较少。母亲曾患肾结石。

婚育史:不详。

家族史:否认家族性遗传病史。

入院查体

T 37.6℃, P 88次/分,R 19次/分,BP 136/82 mmHg。患者发育正常,营养中等,皮肤巩膜未见明显黄染,浅表淋巴结未扪及,颈软,甲状腺不大,气管居中。双肺呼吸音清晰,未

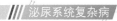

闻及明显干、湿性啰音,心律齐,未闻及心脏杂音。腹部平软,无压痛,肝脾肋下未及,肠鸣音正常。右肾区有轻度叩击痛。脊柱四肢无异常,生理反射存在,病理反射未引出。

辅助检查

尿常规:红细胞(+++),白细胞(++)。

血常规:WBC $14.2×10^9/L$。凝血机制、肝功能、血电解质、血肌酐和尿素氮均正常。

复查尿常规:红细胞(+++),白细胞(+++),尿 pH 7.0。

泌尿系彩超示右肾可见多个强回声后伴声影,最大者直径约 2.0 cm×1.3 cm,右输尿管上段轻度扩张,右肾轻度积水,余未见异常。

腹部尿路平片提示右肾多发结石,CT 平扫示右肾多发结石,最大结石直径 2.3 cm,右肾轻度积水。

初步诊断

右肾多发结石伴右肾轻度积水合并感染。

治疗及转归

患者右肾多发结石伴积水,最大者长径 2.3 cm,经抗感染和一期经皮肾穿刺造瘘引流后,感染基本得到控制,患者在连续硬脊膜外麻醉下成功完成右肾标准通道经皮肾镜碎石术,并留置右肾造瘘管和 F7.5 号双 J 管一根。同时将取出的结石做红外光谱结石成分分析。术后继续抗感染、止血、补液对症治疗。术后右肾造瘘管引流液及尿液颜色清亮,无发热及腰部疼痛等不适。术后一周复查腹部尿路平片示右肾下盏 0.8 cm 残余结石。术后结石成分分析示磷酸镁铵结石。

讨论与分析

1. 该患者的残石应如何处理?

通常随着时间延长,残留结石存在逐渐增大从而导致结石复发的风险,此外还可导致血尿、疼痛、感染、输尿管梗阻及肾积水等并发症的发生。该患者经皮肾镜碎石术后复查发现肾下盏长 0.8 cm 残余结石。使用药物、排石机或改变体位的方式很难将其排出,可选择体外冲击波碎石术、软性输尿管镜碎石术或微通道经皮肾镜碎石术的方式将其取净。

2. 患者出院后应该如何预防结石复发?

肾结石具有高复发率的特点,五年复发率高达 50%,因此采取合适的预防措施具有重要意义。该患者为感染性结石,应增加液体的摄入,能够增加尿量,从而稀释尿液中形成结石物质的浓度,降低尿液中结石成分的过饱和状态,减少晶体的沉积,起到预防结石复发的作用。同时避免某单一营养成分的过度摄入,保持饮食营养的均衡,也是预防结石复发的重要措施。同时要去除包括泌尿系感染与梗阻等局部病因,以防止结石复发。

最终诊断

右肾多发结石伴右肾轻度积水合并感染。

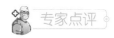 专家点评

患者入院后检查血 WBC $14.2×10^9/L$,尿白细胞(＋＋＋),存在较严重的泌尿系感染,应先控制感染后再考虑肾结石的治疗,可先行逆行输尿管双 J 管置入术或经皮肾穿刺造瘘术进行引流,同时根据血、尿细菌培养＋药物敏感试验结果选择抗生素,如结果未回报可暂先使用广谱抗生素进行抗感染、补液对症治疗。

病例提供者:张加桥
点评专家:王少刚

病例35 反复左侧腰腹部疼痛 4 个月——左输尿管结石伴积水并感染?

主诉

反复左侧腰腹部疼痛 4 个月,再发加重 1 天。

病史摘要

现病史:患者,男,54 岁。入院前 4 个月无明显诱因开始出现左侧腰腹部疼痛,为间歇性隐痛、胀痛,偶可见肉眼血尿。伴恶心及呕吐,呕吐物为胃内容物,无明显放射痛,不伴尿频、尿急、尿痛、尿不尽,无肉眼血尿。无畏寒、发热、心慌、胸闷,无咳嗽、咳痰,无头晕、头痛。求治于当地医院,给予止痛药物(具体不详)治疗后疼痛缓解。1 天前患者再次感到左侧腰腹部疼痛,症状持续不缓解,为求明确诊断及治疗来我院,门诊行泌尿系彩超提示:"左肾积水"。遂以左肾积水收入我科。患病以来,患者精神、食欲、睡眠差,大便正常,小便如上述,体重无明显变化。

既往史:无特殊。

婚育史:已婚,结婚年龄 24 岁,配偶体健。

个人史及家族史:否认高血压、糖尿病、肿瘤、血友病、冠心病等家族遗传性疾病史。

入院查体

T 36.5℃,P 64 次/分,R 20 次/分,BP 133/68 mmHg,W 67 kg。一般情况良好,体型适中,急性痛苦貌,面色稍白,查体合作,各系统均未查见明显异常。肛门、直肠未查。专科情况:全腹稍膨隆,左肾区轻叩痛,左侧输尿管行径压痛明显,膀胱区无压痛,移浊阴性,肠鸣音正常。

辅助检查

2 个月前外院胃镜提示:慢性胆汁反流性胃炎伴糜烂。

1 周前我院门诊泌尿系彩超示:左肾积水。尿沉渣分析:WBC 969.30 个/μl,细菌 32.30 个/μl。

泌尿系 CT 提示：左侧输尿管下段平髋臼上缘见一结节样致密影，长约 1.2 cm，考虑左输尿管下段结石伴左肾及左输尿管上段积水。

初步诊断

左输尿管结石伴积水合并感染；肾绞痛。

治疗及转归

该患者诊断为左输尿管结石伴积水合并感染、肾绞痛，予以解痉、止痛、抗感染治疗后行输尿管镜碎石取石术。

讨论与分析

1. 患者"腰腹部疼痛"的产生原因是什么？

输尿管结石梗阻常导致肾绞痛。肾绞痛是肾脏包膜的肿胀及肾盏和输尿管蠕动对抗尿路梗阻所致，有报道急性输尿管梗阻是引起肾周积液的主要原因，而肾包膜持续紧张高压及尿液外渗导致肾周积液是引起顽固性疼痛的主要原因。典型的表现是突然发生的剧烈疼痛，部位可以是腰腹部、腹股沟、睾丸或阴唇等处，主要取决于梗阻平面。

2. B 超是检查泌尿系结石的常规方法，在本病例中为什么未能发现结石？

本案例结石位于左侧输尿管下段、平髋臼上缘。该部位结石不易被超声检出的原因有两个：输尿管中段结石受肠道及内容物遮挡，超声检查敏感性低；下段输尿管结石须用充盈尿液的膀胱作为"声窗"才能检出。总的来说，对于肾结石、输尿管上段结石，用超声检查发现阳性率高，超声检查输尿管中下段部位的结石存在一定局限性，临床诊断时为防止漏诊需进一步完善 KUB 平片及 CT 检查。

3. 输尿管镜碎石取石术失败的主要原因可能是哪些？

输尿管镜碎石成功率随结石位置升高而呈下降趋势。其失败原因主要有：①上段结石部分或全部位移，在熟练掌握输尿管镜技术的前提下术中结石退回肾盂是输尿管镜碎石术失败的主要原因；②输尿管扭曲；③息肉包绕结石；④结石远端输尿管狭窄；⑤输尿管穿孔或撕脱，无法找到正常管腔。

最终诊断

左输尿管结石伴积水并感染；胆汁反流性胃炎。

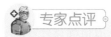 专家点评

肾绞痛诊断一旦明确，解除疼痛是首要治疗措施。肾绞痛的药物治疗包括解痉和镇痛两类药物。人体内的胆碱能神经有 M1、M2、M3 三种亚型，M3 受体主要分布在平滑肌和腺体。传统的抗胆碱药如阿托品、山莨菪碱通过非选择性作用于胆碱能受体解除平滑肌痉挛而缓解疼痛，往往用药 20 min 后才能部分缓解疼痛。长托宁是一种长效选择性抗胆碱能药物，选择性作用于 M1、M3 受体，剂量小而药效长。人工合成的化学药物间苯三酚能直接作用于胃肠道和泌尿生殖道平滑肌，不具有抗胆碱能作用。间苯三酚只作用于痉挛平滑肌，对正常平滑肌影响极小。镇痛类药物有麻醉性镇痛药物和

非甾体抗炎药,目前麻醉性镇痛药主要用于 NSAIDs 镇痛效果不佳者。目前常用治疗肾绞痛的 NSAIDs 主要有两种:①双氯酚酸钠;②吲哚美辛。

本案例最宜采用输尿管镜碎石取石术。首先,结石部位位于输尿管下段盆腔内,长径为 1.2 cm,该部位＞10 cm 的结石首选输尿管镜进行治疗。体外冲击波碎石术 (extracorporeal shock wave lithotripsy, ESWL)对梗阻时间短、长径较小的输尿管结石伴肾绞痛治疗效果满意。需要注意的是,ESWL 会加重输尿管壁水肿,不利于结石排出而加重症状,特别是并发输尿管狭窄和感染者往往导致 ESWL 治疗失败。故 ESWL 主要适用于结石梗阻时间较短、结石直径＜1 cm、结石未导致炎性肉芽组织形成及泌尿系感染有效控制的情况。输尿管镜手术对于肾绞痛患者能迅速解除梗阻,缓解疼痛,尤其适用于那些反复发作、剧烈肾绞痛的患者,急诊输尿管镜治疗意义重大。当结石直径＞1 cm 且位于输尿管中下段时,可考虑将输尿管镜碎石取石术作为首选。

病例提供者:张加桥
点评专家:王少刚

病例36　尿频、尿急、排尿困难伴间断肉眼血尿 2 年,加重 1 个月 ——膀胱结石?

主诉

尿频、尿急、排尿困难伴间断肉眼血尿 2 年,加重 1 个月。

病史摘要

现病史:患者,男性,69 岁,2 年前无明显诱因出现尿频、尿急,小便每日 12～15 次,尿量少,终末滴沥,伴有夜尿,每夜 2～3 次。1 年前出现肉眼血尿,为终末血尿,伴有尿痛,于排尿结束时明显。排尿费力,有尿不尽感,近 1 个月明显加重。门诊彩超示膀胱内高回声区 30 mm×40 mm,后方伴声影;前列腺大小 50 mm×35 mm×25 mm(正常为 40 mm×30 mm×20 mm)。门诊以"前列腺增生,膀胱结石"收治我科。

既往史:既往体健,否认肝炎、结核病史,否认高血压、糖尿病、心脏病、肾病等病史,否认外伤及手术史。

个人史:无烟酒嗜好。

婚育史:不详。

家族史:否认家族遗传病史。

辅助检查

彩超示膀胱内高回声区 30 mm×40 mm,后方伴声影;前列腺大小 50 mm×35 mm×25 mm(正常为 40 mm×30 mm×20 mm)

膀胱结石;前列腺增生。

予以膀胱镜下碎石取石术。

1. 患者为原发性膀胱结石还是继发性膀胱结石？其病因是什么？

原发性膀胱结石多发于儿童,具有明显的地区性分布,长期的低蛋白、低磷饮食是其危险因素。本例膀胱结石患者为老年男性,具有前列腺增生的典型症状和影像学表现,病程较长,是膀胱结石的危险因素。对于老年男性,除了前列腺增生等下尿路梗阻的病因外,还应注意询问患者是否具有长期膀胱内导管置入史、手术史等。女性患者还应注意询问妇科手术史。

2. 膀胱结石有哪些症状？

膀胱结石常表现为终末肉眼血尿、下腹疼痛、排尿困难。排尿困难多为尿流中断,若结石嵌顿于尿道口,可出现急性尿潴留。此外,应注意继发性膀胱结石的原发疾病症状。如该例患者患有前列腺增生,具有尿频尿急、排尿困难等症状,应注意区别。

3. 如何诊断膀胱结石？

膀胱结石的诊断应根据病史、症状、体征及影像学检查。其中影像学检查最常采用X线片或者超声检查,X线片上表现为膀胱区高密度影,可观察到结石的大小、数目,但对胱氨酸结石、尿酸结石显示较差;超声检查价格低廉,诊断效率高,可作为门诊常规检查方法。当考虑存在复杂上尿路结石或其他影像学方法显影不清时,可选择CT检查。

膀胱结石;前列腺增生。

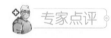 专家点评 ◉

膀胱结石一般采用手术方式治疗,但是需要注意的是,治疗膀胱结石的同时应对原发疾病进行治疗。对于原发性膀胱结石,除了取出膀胱结石外,应调整饮食结构。对于继发性膀胱结石,应寻找其原发疾病,制定综合治疗方案解除上尿路梗阻;对于长期置管患者采取清洁间断导尿,去除膀胱异物,解除解剖异常。根据原发疾病情况,采取合适的手术方案。最常采用经尿道取石术,可同时处理尿道狭窄、膀胱异物、前列腺增生。对于预估经尿道取石术时间过长或不能施行者,可采用开放手术或经膀胱取石术。

大多数膀胱结石在经过取石和对原发疾病治疗后,极少复发。但对于膀胱长期置管、肠道膀胱扩大术、胱氨酸结石等病因难以解除者易复发,可通过多饮水、清洁间断导尿等方式减少复发概率。

病例提供者:张加桥

点评专家:王少刚

第九章

泌尿系统先天性畸形

病例 37 右腰部隐痛伴血尿 10 日——多囊肾？

主诉

右腰部隐痛伴血尿 10 日。

病史摘要

现病史：患者，男性，50 岁。患者 10 天前无明显诱因下出现右腰部隐痛，疼痛向同侧腹股沟区及睾丸放射，伴全程肉眼血尿，多于运动后出现，为鲜红色，无尿频、尿急、尿痛及排尿困难，无发热、恶心、呕吐。于我院门诊就诊，尿常规示镜下白细胞（＋），尿潜血（＋＋＋），尿蛋白（－），行腹腔平扫 CT 示双肾结石、右肾多发性囊肿，右肾大小约 14.2 cm×10.1 cm×9.9 cm，其中直径超过 4.0 cm 的囊肿有 3 个，最大囊肿体积为 6.5 cm×6.7 cm×6.2 cm。门诊予抗炎、解痉、止血等对症处理后症状好转。患者为进一步诊治，门诊拟"右肾多发性囊肿、双肾结石、尿路感染、血尿"收入院。患病以来，患者食欲精神可，小便同前述，大便正常，体重无明显变化。

既往史：既往体健，否认糖尿病、高血压等病史。否认肝炎、结核等传染病史。否认外伤及手术史。否认食物及药物过敏史。

个人史：久居原籍，否认疫水及有毒、放射性物质接触史。无烟酒嗜好。

婚育史：已婚，育有 1 子，体健。

家族史：父亲生前患有多囊肾，母亲体健。

入院查体

T 37℃，R 14 次/分，P 90 次/分，BP 158/82 mmHg。神清，皮肤、巩膜无黄染，无瘀斑、瘀点，未及浅表淋巴结肿大，双肺呼吸音清，未及干湿啰音，HR 90 次/分，律齐，未闻及杂音，腹软，肠鸣音 5 次/分，腹部未触及压痛或反跳痛，腹部未触及明显包块。双下肢无水肿，神经系统体检（－）。

辅助检查

尿常规（－），血肌酐 150 μmol/L，双肾 ECT 检查提示右肾 GFR 20.5 ml/min，左肾

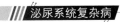

GFR33.8 ml/min。

初步诊断

双肾结石、多囊肾、肾功能不全。

治疗及转归

患者入院完善相关检查,住院期间规律测量血压,最高血压165/95 mmHg,最低血压142/78 mmHg。经评估后行腹腔镜下右侧多囊肾去顶减压术治疗。手术顺利,患者预后良好。术后规律随访,未再出现右腰隐痛症状,肾功能明显改善,血压未服药治疗,控制在130/70 mmHg左右。

讨论与分析

多囊肾按遗传形式可以分为常染色体显性多囊肾(autosomal dominant polycystic kidney disease,ADPKD)和常染色体隐性多囊肾(autosomal recessive polycystic kidney disease,ARPKD)。ADPKD是最常见的遗传性肾病,患病率为1‰~2‰,ARPKD较少见,常常在孕期或者胎儿出生不久时诊断。ADPKD要表现为双侧(偶有单侧)肾脏多发的、大小不一的囊肿。早期肾囊肿数不多,可为单侧性,因此与多发性肾囊肿容易混淆。若在数年内复查如肾囊肿数量增多或出现肾外囊肿如肝囊肿、胰腺囊肿、卵巢囊肿等,即可确诊多囊肾。由于多囊肾为常染色体显性遗传疾病,因此询问家族史对早期诊断有很大帮助。另外,多发性肾囊肿绝大多数不影响肾功能,也可帮助鉴别诊断。在本病例中,患者术前出现右腰隐痛、肾功能受损,结合CT检查结果以及家族史,可诊断为ADPKD。

ADPKD目前没有有效的治疗方法能够延缓或阻止疾病进展,因此对症治疗为目前主要手段。建议患者低盐、低脂饮食,若患者有蛋白尿、高血压,要选用的ACEI、ARB类药物积极控制血压,减少尿蛋白;若合并高尿酸,要积极降尿酸治疗;若患者合并高血脂要积极降脂治疗。对于疼痛剧烈的患者可给予止痛剂,但一般效果较差,若疼痛影响患者生活,止痛剂不能缓解时,可考虑手术治疗。除此之外还要注意避免劳累、感染、急性肾毒药物。随着囊肿对肾脏不断侵蚀,当发展到终末期时,唯一的选择便是肾脏替代治疗。终末期患者的腹腔大多都被巨大肾脏所占据,腹膜透析的质量明显受到影响,因此通常选择经血液途径透析。对于晚期患者,若有条件则可行肾移植术。

最终诊断

常染色体显性遗传性多囊肾;双肾结石;肾功能不全;高血压。

专家点评

ADPKD是一种遗传性的囊性改变的慢性肾脏疾病,症状主要表现为肾区胀痛、高血压、血尿、尿路感染、肾功能损害和发现肾外囊肿等。在本病例中,患者入院前否认高血压,但对血压规律检测后发现患者血压偏高。多囊肾导致的高血压与囊肿压迫肾组织造成局部缺血、交感神经兴奋性增高等有关。

ADPKD 主要由多囊蛋白 1 或多囊蛋白 2 功能缺陷所致,基因诊断可以检测出约 90％ADPKD 患者的基因突变,但由于费用昂贵等因素,尚未用于常规诊断。

病例提供者:潘家骅
点评专家:薛蔚

病例38　间断右腰部钝痛 1 年半——右肾积水?

主诉

间断右腰部钝痛 1 年半。

病史摘要

现病史:患者,男性,21 岁,以"间断右腰部钝痛 1 年半"来医院就诊。患者 1 年半前无明显诱因出现右腰部钝痛,无放散,无恶心、呕吐,无发热,无尿频、尿急、尿痛,无肉眼血尿及排尿困难。此后间断发作,半个月前于我院行泌尿系超声检查提示"右肾积水"。

既往史:无。

个人史:否认吸烟、饮酒史。

婚育史:未婚未育,体健。

家族史:否认家族性遗传病史。

入院查体

腹部及双肾区未触及肿物,双肾区无叩痛。

辅助检查

泌尿系超声检查:右肾体积增大,形态饱满,肾皮质厚度及回声正常。右肾集合系统分离,肾盂、肾盏扩张,肾盂前后径宽度 45 mm,其内液性暗区。

静脉尿路造影(intravenous urography, IVU)如图 38 - 1 所示。

泌尿系 CT 造影(CT urography, CTU)如图 38 - 2 所示。

初步诊断

右肾积水。

治疗及转归

给予患者行机器人辅助腹腔镜肾盂成形术,术中见右肾盂自肾盂输尿管交界部上方扩张,输尿管粗细正常,交界部前方见异位肾动静脉各一支,向后对 UPJ 产生压迫。术后病

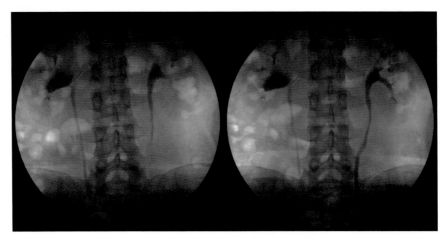

图 38-1　IVU 检查结果：注射对比剂后左侧肾盂、肾盏显影良好，边缘光滑清晰，输尿管显影尚可。右侧肾盏、肾盂扩张

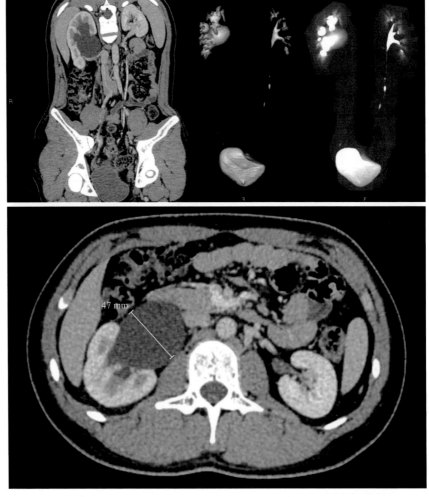

图 38-2　泌尿系增强 CTU：双肾大小、形态密度未见异常，增强扫描无异常强化。右侧肾盂、肾盏扩张，左肾盂及双侧输尿管未见异常扩张增厚

理:黏膜水肿伴炎性细胞浸润。

患者从 UPJO 术后拔除双 J 管 1 个月行超声检查,此后间隔 3、6、12 个月各做一次,此后每年做一次。泌尿系超声检查(术后 6 个月):右肾大小约 11.7 cm×4.5 cm×4.4 cm,左肾大小约 12.3 cm×5.5 cm×4.5 cm。双肾形态大小正常,皮髓质界限清晰,双肾窦无分离。

术后 6 个月 IVU 如图 38-3 所示。

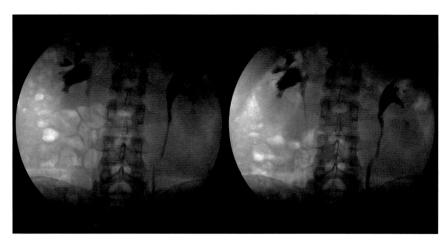

图 38-3　IVU(术后 6 个月):注射对比剂后左侧肾盂、肾盏显影良好,边缘光滑清晰,输尿管显影尚可。右侧肾盏、肾盂略扩张

讨论与分析

该患者为 21 岁男性,因间断右腰部钝痛就诊,超声检查发现肾积水,根据 APD 分级系统,患者右肾盂前后径宽度 45 mm(>15 mm)且伴有中度肾盏扩张,应归为 APD 4 级。下一步需完善尿路 X 线造影检查(IVU、逆行肾盂造影检查等)、动态影像学检查、MRU 及泌尿系增强 CTU 等。进一步证实明确为肾盂输尿管连接部梗阻(congenital pelvic ureteral junction obstruction,UPJO)。

UPJO 常见的病因包括:肾盂输尿管连接部狭窄、高位输尿管、管腔外血管压迫、肾盂输尿管瓣膜或息肉、动力性梗阻等。该患者造成梗阻最可能的原因是管腔外血管压迫,最常见原因来自肾动脉主干、腹主动脉供应肾下极的迷走血管或副肾血管,骑跨肾盂输尿管连接部,导致输尿管壁发育障碍形成梗阻,尿液正常流动受到抑制。

肾盂成形术的手术适应证:①超声检查提示肾盂扩张前后径大于 3 cm,肾盏扩张,且肾皮质明显变薄。②产后超声检查较产前增加明显,且多次复查呈进行性增加。③PUJO 伴反复泌尿系感染病史。④肾积水致分肾功能低于正常 40%。⑤肾积水引起反复腹痛症状。⑥肾动态显像提示肾小球滤过率低于 15 ml/mim,可先行肾穿刺造瘘,并留置肾造瘘管 1~3 月,若复查肾功能提示较前有明显改善,则可行肾盂成形术。

该患者选择的最佳术式是:肾盂成形术,包括开放性手术、腹腔镜及机器人辅助腹腔镜肾盂成形术。

UPJO 术后随访主要依靠患者主观症状和超声检查来了解有无复发。从 UPJO 术后拔除双 J 管开始计算,至随访期间发现治疗失败终止。拔除双 J 管后 0.5~1 个月行超声或利尿性肾图检查,此后间隔 3、6、12 个月各做一次,此后每年做一次。治疗成功的标准为症状消失、肾积水减轻、肾功能好转或稳定在一定的水平,超声、利尿性肾图或 IVU 显示排空正常。

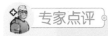 **最终诊断**

肾盂输尿管连接部梗阻。

专家点评

肾盂输尿管连接部梗阻是由于各种先天性因素导致肾盂内尿液向输尿管排泄过程中受解剖性或功能性因素阻塞,进一步发展导致肾集合系统扩张并继发肾损害的一类疾病。UPJO 病程相对比较隐匿,梗阻引起的肾积水也往往是渐进性的。

病例提供者:王建峰
点评专家:毕建斌

索引